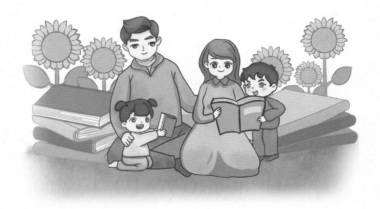

U0284091

组织编写　中国妇幼健康研究会科普专业委员会

丛书总主编　张　巧

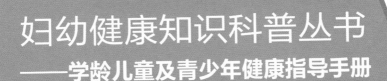

妇幼健康知识科普丛书
——学龄儿童及青少年健康指导手册

主　编　刘文利　张　巧

副主编　李　莉(北京)　刘　丽　韩历丽

编　委(以姓氏笔画为序)

丁国盛	毛珩宇	冯　伟	朱　冰	朱丹江
刘　丽	刘文利	刘馨阳	闫　洁	李　莉(北京)
李　莉(杭州)	李　浩	李玉艳	李佳洋	
宋宝健	张　巧	张　杰	张　佳	张　鑫
张学军	陈　洁	陈树昶	武俊青	范竞一
周新林	孟晓萍	赵晓莺	郝　莉	胡　燕
高丹琪	黄莉莉	崔永华	崔燕辉	韩历丽
鲍成臻	潘长鹭			

人民卫生出版社

·北京·

图书在版编目（CIP）数据

学龄儿童及青少年健康指导手册 / 刘文利，张巧主编 . —北京：人民卫生出版社，2023.6（2023.7重印）
（妇幼健康知识科普丛书）
ISBN 978-7-117-34854-6

Ⅰ.①学⋯　Ⅱ.①刘⋯②张⋯　Ⅲ.①儿童 —保健 —手册②青少年 —保健 —手册　Ⅳ.①R161–62②R179–62

中国国家版本馆 CIP 数据核字（2023）第 097423 号

| 人卫智网 | www.ipmph.com | 医学教育、学术、考试、健康，购书智慧智能综合服务平台 |
| 人卫官网 | www.pmph.com | 人卫官方资讯发布平台 |

妇幼健康知识科普丛书
——学龄儿童及青少年健康指导手册
Fuyou Jiankang Zhishi Kepu Congshu
——Xueling Ertong ji Qingshaonian Jiankang Zhidao Shouce

主　　编：刘文利　张　巧
出版发行：人民卫生出版社（中继线 010-59780011）
地　　址：北京市朝阳区潘家园南里 19 号
邮　　编：100021
E - mail：pmph @ pmph.com
购书热线：010-59787592　010-59787584　010-65264830
印　　刷：北京顶佳世纪印刷有限公司
经　　销：新华书店
开　　本：889×1194　1/32　印张：6
字　　数：167 千字
版　　次：2023 年 6 月第 1 版
印　　次：2023 年 7 月第 2 次印刷
标准书号：ISBN 978-7-117-34854-6
定　　价：30.00 元

打击盗版举报电话：010-59787491　E-mail：WQ @ pmph.com
质量问题联系电话：010-59787234　E-mail：zhiliang @ pmph.com
数字融合服务电话：4001118166　E-mail：zengzhi @ pmph.com

妇幼健康知识科普丛书

总 顾 问 江　帆
顾　　问 张世琨　魏丽惠　李　坚

总 主 编 张　巧

丛书编委会成员（以姓氏笔画为序）
王　芳（成都电子科技大学医学院附属妇女儿童医院）
王建东（中国人民解放军总医院第一医学中心）
毛　萌（四川大学华西第二医院）
华　彬（北京医院）
刘文利（北京师范大学）
孙丽洲（南京医科大学第一附属医院）
李　叶（北京医院）
李　莉（首都医科大学附属北京儿童医院）
李　瑛（江苏省卫生健康发展研究中心）
李从铸（汕头大学医学院附属肿瘤医院）
张　巧（北京医院）
赵卫东（中国科学技术大学附属第一医院）
胡丽娜（重庆医科大学附属第二医院）
徐先明（上海交通大学附属第一人民医院）
章红英（首都医科大学）

学术秘书　苗　苗（北京医院）

序　言

　　中国有 14 亿总人口,妇女儿童 8.8 亿,妇女儿童健康问题始终是人类社会共同面对的基础性、全局性和战略性问题,对人口安全、经济社会发展以及国家的全面发展都具有重大意义。妇幼健康是衡量人民健康水平的重要标志,也是一个国家文明程度的重要标志。面对当今世界百年未有之大变局,我们不仅要全力守卫妇女儿童生命安全与健康,更要从民族复兴、国家安全的高度,不断增进妇女儿童的健康福祉,这是全社会的共同责任。

　　习近平总书记多次强调,科技创新、科学普及是实现创新发展的两翼,要把科学普及放在与科技创新同等重要的位置。中国妇幼健康研究会始终坚持把提升妇幼健康领域的科技创新和推进科学普及作为同等重要的职责,团结凝聚各专业领域的权威专家和学科带头人,既加快学科发展,又把科普作为重点任务,共同积极推进,为提升妇女儿童健康水平作贡献。中国妇幼健康研究会于 2020 年 8 月专门成立了科普专业委员会,就是要在补短板上下功夫,探索科普之路,学会科普的方式方法,努力在妇幼健康领域多出精品,为实现新时代健康中国建设战略目标、提升妇女儿童健康水平提供重要的支撑。

我们高兴地看到，科普专业委员会在张巧主任委员带领下，各位专家齐心合力，针对妇女儿童健康需求，精心策划编撰了"妇幼健康知识科普丛书"。这套丛书内容丰富，覆盖了婴幼儿、青少年、孕妇、中老年的全生命周期，还详细介绍了生殖与避孕、女性肿瘤、乳腺疾病等妇科常见疾病的预防与治疗知识。这套丛书集科学性、独创性、通俗性、艺术性为一体，是一次生动而有意义的积极尝试。

参与这套科普丛书编写的专家，均为本领域优秀的权威专家，亲历了国家发展与进步的历史进程，几十年风风雨雨的经历与专业经验，形成了他们特有的品质与情怀，他们带着承前启后、继往开来的职责和使命，完成了编写。相信这是一套高品质的科普丛书，广大读者会在这里找到解决困惑与问题的满意答案。

这是一次难得的科普实践，是为提升公民科学素质做的一件惠及百姓的实事，也是各位专家一道向建党百年华诞的献礼！感谢各位专家的努力与付出！

最后，对本丛书的成功出版表示由衷祝贺！

第十二届全国人大农业与农村委员会副主任委员

国家卫生健康委员会原副主任

中国妇幼健康研究会会长

2021 年 6 月

前　言

儿童青少年是祖国的未来,是中华民族的希望。

2022 年 4 月 27 日,国务院办公厅印发《"十四五"国民健康规划》,明确提出"加强对儿童青少年贫血、视力不良、肥胖、龋齿、心理行为发育异常、听力障碍、脊柱侧弯等风险因素和疾病的筛查、诊断和干预。指导学校和家长对学生实施防控综合干预,抓好儿童青少年近视防控。加强儿童心理健康教育和服务,强化儿童孤独症筛查和干预。推广青春健康教育工作,开展青少年性与生殖健康教育。统筹推进各级疾病预防控制机构学校卫生队伍和能力建设,加强对辖区学校卫生工作的指导。开展儿童健康综合发展示范县(市、区、旗)创建活动。"《妇幼健康知识科普丛书——学龄儿童及青少年健康指导手册》(简称《手册》)正是在这样的大背景和环境下应运而出。《手册》是《妇幼健康知识科普丛书》的重要分册,倾注着编写团队专家学者对儿童青少年的关爱、尊重和衷心的祝福。本着科普传播健康的宗旨,《手册》重点关注当前我国儿童青少年的均衡营养、良好睡眠、科学运动、情绪管理、视力保护、牙齿保健、安全教育、青春发育、学习障碍、疾病预防等健康问题。通过编写团队专家学者的共同努力，以健康指导手册的形式，用简洁、生动、通俗的语言，向儿童青少年娓娓道来健康知识，指导儿童青少年树立科学、负责的健康观，并把健康行为的培养落到实处。

《手册》中涉及的十类健康问题来源于专家学者多年临床和教育实践，以及现阶段儿童青少年的健康需求。《手册》前四章主要解释儿童青少年成长过程中应该如何吃，如何睡，如何动，如何管理情绪；后六章重点是帮助儿童青少年正确认知健康，化解成长发育中可能出现的困惑，诸如保护视力从预防近视开始，爱护牙齿需要从小做起，树立安全第一生命至上的生命观，以美好的心情迎接青春期的到来，学习障碍问题需要早期干预，以及预防常见疾病就能守住健康底线。《手册》包含的内容对《"健康中国2030"规划纲要》《中国儿童发展纲要（2021—2030年）》和《"十四五"国民健康规划》的落实具有现实的积极贡献。《手册》的出版，并与广大儿童青少年和他们的监护人见面是一件值得庆贺和高兴的事！我们希望《手册》能够帮助儿童青少年及时获得相关的健康知识、了解产生健康问题的原因、提高对健康风险的早期防范能力。同时，我们也希望《手册》能促使广大父母、教师及全社会各方人士提高对儿童青少年健康的关注，持续建设促进儿童青少年健康发展的良好社会环境，共同做好儿童青少年健康教育和辅导工作，不断提升儿童青少年健康水平，夯实全民健康、国家富强之基础。

　　《手册》编写团队各位专家学者严谨的专业态度和团结的工作精神对《手册》顺利完成至关重要。希望《手册》能够得到亿万儿童青少年和父母的喜爱。

工业和信息化部科技司原司长

中国电子工业标准化技术协会理事长

胡燕

2023 年 1 月

目 录

第一章　均衡营养　茁壮成长

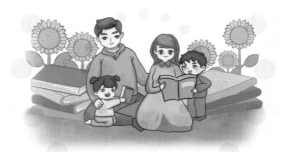

第一节 儿童生长发育的特点

1. 生长发育的一般规律

当孩子背上书包迈入校园的那一刻,就开启了人生崭新的一段成长旅程。儿童青少年正是增进知识、体格生长的关键时期,养成良好的饮食习惯、建立良好的生活方式、保持身心健康,方可茁壮成长。

儿童青少年发育可以分成 3 个阶段,青春期前(儿童期)、青春发育期、青春期结束后(成年期)。

(1)青春期前(儿童期):生长模式受遗传影响较大。饮食环境模式同成年人一样,所以此阶段父母的饮食、生活习惯直接对孩子造成影响。从 6~7 岁上学开始,生长发育是非常平缓的,身高每年增长 5~7cm,体重每年增长 2~3kg。大部分孩子从 6 岁开始换牙,11~12 岁乳牙全部更换,恒牙萌出。

(2)青春发育期:青春发育期是生长发育的第二个高峰期,是儿童到成年人的过渡期。青春期发育的主导因素是下丘脑 - 垂体 - 性腺轴的功能启动,性腺发育,性激素分泌。我国女孩一般从 9~11 岁、男孩从 12~14 岁开始进入青春期。整个青春期过程持续时间不等,一般为 5~7 年。

性发育成熟进入青春期后期,提示生长发育进入倒计时。女性月经初潮,男性遗精。此时身高增长大致完成终身高的 95% 左右。

青春期整个过程中,性发育的同时身高增长迅速,女生大约增长 25cm,男生可增长 28cm 左右。

(3)青春期结束后:青春期结束的医学标志是骨骺线闭合,若用骨龄判断,女性为 15~16 岁,男性为 16~17 岁。近一年身高增加不足

1cm 预示着生长结束。

2. 影响生长发育的因素

(1)遗传：遗传家族史，不是单指父母，还包括祖父母、姑姑、舅舅等血缘亲戚。一个人的生长发育情况有 70% 遵循遗传，30% 左右有变异。

(2)出生情况：早产、低出生体重或由于双胎、胎儿疾病、胎儿先天染色体或基因异常、母亲孕期疾病、胎盘脐带异常等造成生长发育问题。

(3)疾病：某些先天性心脏病，肺发育不良；后天慢性疾病，如肾脏疾病、消化系统疾病、血液系统疾病、免疫性疾病，以及内分泌疾病，如生长激素缺乏、甲状腺疾病、性早熟或性腺发育异常等。

(4)生活环境：如经济条件差，使得长期营养摄入不足；家庭氛围不和谐、精神压力过大等造成精神剥夺性生长发育迟缓。

(5)营养：疾病造成营养摄入不足，营养摄入不均衡等。

3. 如何评估生长发育状况

(1)身高/体重：学会用我国的儿童生长曲线表(图 1-1)来观察。横坐标是年龄，纵坐标是身高/体重测量值，这 2 个数值的交叉点就是孩子所在曲线的百分位数。对于身高，我们将第 3~97 百分位的范围列为正常。当身高低于第 3 百分位时被视为矮小；在第 97 百分位以上是过高。这时需要找医生帮忙判断孩子的生长是属于正常变异，还是有问题。

(2)生长速度：即是否沿着同一条曲线生长。因生长速度下降或生长过快而偏离曲线，都需要找医生帮忙寻找原因。

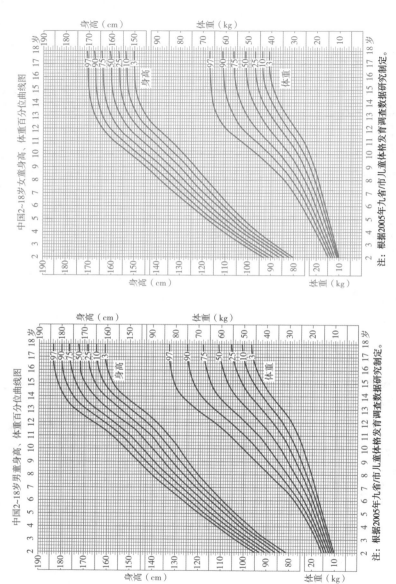

图1-1 身高、体重百分位曲线图

闫 洁(首都医科大学附属北京儿童医院)

第二节　合理膳食营养

1. 合理搭配和规律进食

儿童青少年的消化系统结构和功能还处于发育阶段,合理搭配和规律进食是培养健康饮食行为的基本要点。营养均衡可以保持适宜的体重增长;偏食挑食和过度节食容易出现营养不良;暴饮暴食则会在短时间内摄入过多的食物,加重消化系统的负担,易增加发生超重肥胖的风险。

2. 学会正确认识食物,珍惜食物

(1)认识食物的途径千万条:儿童青少年应从认识食物开始,了解食物和相关的营养常识,学会选择与合理搭配食物,并养成健康的饮食行为。父母可以和孩子共同学习食物的起源,通过言传身教引导和培养孩子选择食物的能力,激发孩子的兴趣;通过"阳台小菜园""种子的生长""水生蔬菜"等多种动手形式,让孩子体会到认识食物的乐趣;在踏青、郊游等活动中适当安排如"野菜的认知""蔬菜采摘"等内容,使孩子享受学习营养知识带来的快乐。学校则可根据自身条件开设符合学龄儿童特点的营养与健康相关课程,营造营养健康的支持环境,充分利用教室和食堂等场所,结合开辟"校园菜园",对学生进行形式多样的营养宣传教育。

(2)共同参与,营造良好就餐环境:鼓励儿童青少年参与食物的准备和烹调,学习餐桌礼仪,体会珍惜食物,鼓励家庭、学校、社会提供健康合理的营养氛围。在参与食物的准备过程中,既锻炼了孩子的动手能力,增进了家庭成员之间的感情,同时也可以让孩子体会到食物的变化,学习和掌握基本的营养与烹饪知识。

父母应该与孩子共同营造轻松快乐的就餐环境,使孩子享受家人、朋友、同学团聚的快乐时光。在进餐过程中,保持心情愉快,不要在进餐时批评教育孩子。舒适的环境可以更好地促进食物的消化吸收,使孩子充分地感受食物所带来的美味和营养,学会享受食物、感恩生活。

3. 食物的多样性与合理性

(1)什么是营养均衡:均衡,指的就是营养素的均衡。营养素可以分为 7 大类。其中可以为人体提供能量的有 3 种:碳水化合物主要来自主食类;蛋白质主要来自鱼、肉、蛋、奶及豆制品;脂肪主要来自烹调油、动物油脂。另外 4 类分别为维生素、矿物元素、膳食纤维和水,主要来自蔬菜、水果及饮用水。这些营养素各司其职,三大供能营养素占比要均衡,非供能营养素摄入也要均衡。

(2)什么是食物多样:多样,指的就是我们的食材要多样化。《中国居民膳食指南》建议我们每天摄入的食材不少于 12 种,每周不少于 25 种。其实条件允许的话,建议孩子每天摄入食材达到 20~25 种。摄食的种类越多,营养素就会越全面。这里要着重强调的是食物,食物指的是天然食材,而不是食品,比如我们说主食多样化,不是说蛋糕、比萨、饼干多样,而是指小米、紫米、薏米、燕麦、红薯、玉米等天然的主食食材多样化。

(3)没有不好的食物,只有不好的搭配:红色瘦肉含有人体所必需的铁元素,但我们要同时搭配富含维生素 C 的食物,如新鲜的蔬菜和水果,才可以促进铁在体内的吸收,保证铁的充足摄入和利用。再如我们经常吃含钙丰富的奶及奶制品,以保证钙的足量摄入,但我们要搭配含维生素 D 丰富的食物,经常进行户外活动以促进皮肤合成维生素 D,这样才有利于钙的吸收和利用,才能促进骨骼的发育和健康。

4. 如何养成良好的饮食习惯

(1)三餐要点有哪些:饮食均衡多样的同时,我们还应做到一日三餐的定时定量,细嚼慢咽。一般三餐的能量配比以早餐提供全天总能量的 25%~30%，午餐占 30%~40%，晚餐占 30%~35% 为宜。常言道"一日之计在于晨"，早餐的作用绝不仅是"填饱肚子"那么简单。吃好早餐，才能真正地唤醒新陈代谢。作为一天中非常重要的一顿饭，如果长期不吃或吃不好，就容易出现营养素摄入不足、消化不良、学习效率降低，以及肥胖发生风险增加等问题。午餐则在一天中起着承上启下的作用，要吃饱吃好，提倡为孩子们提供"营养午餐"。晚餐则因餐后活动量有限，所以合理搭配的同时要强调适量。要少吃高盐、高糖或高脂肪的快餐，如果要吃快餐，也应尽量选择搭配蔬菜、水果，少油低盐的轻食快餐。

（2）怎样才算标准的一餐：每一次正餐都应该是结构均衡、食物多样的。可结合孩子的饮食习惯，准备丰富的食材品种，保证每一餐的营养质量。总的说来，健康的一餐应包括 4 种类别的食物。

1）提供碳水化合物的食物：主要指谷类食物，包括米饭、米粥、米饼、面条、馒头、包子等，为丰富膳食种类还可以适量添加一些粗粮，如玉米、小米、薏米、燕麦、红豆、紫薯等。

2）提供优质蛋白质的食物：主要包括肉类、禽蛋类、奶类与奶制品、豆制品等食物。

3）提供适宜脂肪的食物：主要指烹调油及坚果。

4）提供丰富无机盐和维生素的食物：主要指新鲜蔬菜和水果。

如果一餐中上述 4 类食物都有，则为营养充足的一餐；如果食用了其中的 3 类，则这一餐质量较好；如果只选择了两类或两类以下，则质量较差。

（3）零食要怎么吃：吃零食的量以不影响正餐为宜，两餐之间可以吃少量零食，通常零食提供的总能量不应超过每日总能量摄入的 10%。吃饭前、后 30 分钟内不宜吃零食，睡觉前 1 小时不吃零食，吃零食后要及时刷牙或漱口。

不能用饮料替代饮用水。多数饮料含有大量的添加糖，过多饮用含糖饮料容易引起儿童偏食、能量摄入过多，易增加龋齿、肥胖、脂肪肝、糖尿病的发病风险。

父母及儿童在购买零食时要学会参考食品包装上营养标签信

息,尽量选择低盐、低脂和低糖零食并培养儿童少吃或不吃高盐、高糖、高脂肪零食的习惯。水果和能生吃的新鲜蔬菜含有丰富的维生素、矿物质和膳食纤维;奶类及其制品可提供丰富的蛋白质和钙;坚果如花生、瓜子、核桃等,富含蛋白质、多不饱和脂肪酸、矿物质和维生素 E,以上几类食物是儿童零食的优选。

5. 学龄儿童每日饮食推荐

学龄儿童有着强烈的求知欲,很容易受到周围人的影响,产生从众的食物喜好。为此,父母和教师应注重培养学龄儿童正确的饮食观,吃好三次正餐,合理搭配零食。中国营养学会特别为儿童制定了"中国儿童平衡膳食算盘"(图 1-2)。

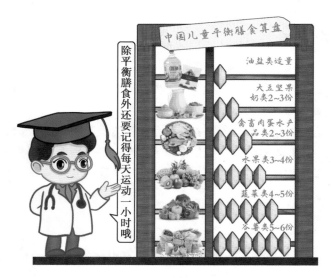

图 1-2 中国儿童平衡膳食算盘

用算盘的档位来区分食物类别,用算珠个数来表示每种食物的份量。算盘分 6 层,由下向上依次为谷薯类、蔬菜类、水果类、禽畜肉蛋水产品类、大豆坚果奶类、油盐类。

(1)谷物类:也就是我们常吃的主食,每天应摄入 5~6 份,每份

40~50g,即每日总量为 200~300g。主食是我们每日能量的主要来源,应占全天摄入总能量的 55%~65%。长期能量摄入不足势必会对孩子的生长发育产生不良影响。主食应粗细粮搭配食用,可适当选择小米、薏米、红薯等粗粮,这些粗粮可健脾消积、润肠通便。但应注意学龄儿童尚在生长发育阶段,粗粮不宜过多,占到主食的 1/3 即可。父母可以通过变换花样、口味来增加孩子对于主食的食欲。

(2)蔬菜类:每天 4~5 份,每份 100g 左右,即每日总量为 400~500g。蔬菜品种繁多,其中很多深绿色蔬菜中维生素、矿物质、膳食纤维和植物化合物的含量十分丰富。蔬菜是儿童生长发育过程中所必需的多种维生素和矿物质的重要来源。父母要鼓励孩子多吃不同品种、不同颜色、不同质地的蔬菜。

(3)水果类:建议每天 3~4 份,每份 50g 左右,即每日总量为 150~200g。水果味道香甜、不需烹调,营养成分不受烹调因素影响。每种水果都有各自的特点,所以选择水果时我们也应遵循"食物多样化"的原则。同时最好选择当地的、应季的水果,这样更利于孩子的脾胃健康。水果中的有机酸,如柠檬酸、果酸、苹果酸等,能刺激人体消化腺分泌,增进食欲,有利于食物的消化;此外,水果中还含有黄酮类物质、芳香物质、香豆素类化合物等,它们具有特殊的生物活性,对机体健康有益。但水果糖含量较高,过量食用会容易加重孩子的甜味偏好,也就增加了超重、肥胖的风险。所以,一般建议将水果作为加餐,在两次正餐之间适量食用,这样既能补充水分,又能获取丰富的营养素。

(4)动物性食物类:如肉、蛋、水产海鲜等,畜禽海鲜类每天 1~2 份,每份 50g 左右,即每日 50~100g;同时每天还应该食用 1 枚鸡蛋。肉类食物不要过于油腻,最好选用畜肉中的精瘦肉,当然鱼虾等白肉也是可以的。烹调方法可以多选用蒸、煮、烩、炖,避免红烧、油炸、烧烤等方式。

(5)大豆坚果奶制品类:大豆、坚果、奶类每天各 1 份,每份大豆类为 20~25g,每份奶类为 200~250mL,每份坚果约 10g。牛奶营养丰富、易消化吸收,且物美价廉、食用方便,是理想的加餐食物。

(6)油盐类:建议植物油 20g 左右,盐 4~6g。

(7)饮水量:鼓励儿童多喝白开水,养成良好的饮水习惯。少量多次,足量饮水,建议 6~10 岁儿童每日饮水 800~1 000mL。天气炎热或运动出汗较多时应适当增加饮水量。不要感到口渴才饮水,建议每个课间均饮水 100~200mL。

6. 青春期儿童每日饮食推荐

儿童进入青春期后,生长发育进入提速期。青春期的启动、伴随的生长速度的增加、身体成分的变化、体力活动及女孩的月经期,都会影响正常营养的需求。营养需求的增长在青春期也并不是一成不变的,它与性成熟的速率相关,而不是年龄。青春期的孩子,身高增长从学龄期的每年 5~7cm,迅速增至每年 10cm,体重增长从每年 2kg,增至每年 5~6kg,内脏器官的生长速度也大大加快,例如心脏在青春期的重量可以增至出生时的 10~12 倍。所以,青春期的能量需求要比成年人还多 25%~50%,男生每日需要 2 600~3 200kcal(1kcal=4.184kJ)热量,女生需要 2 300~2 600kcal。

(1)主食:作为碳水化合物的主要来源,其最重要的功能就是供给机体热量。青春期孩子需要的热量比成年人更多,主食量可达到每日 250~400g,其中包含全谷物和杂豆类 50~100g,薯类 50~100g。

(2)蔬菜与水果:应做到餐餐有蔬菜,天天有水果。建议蔬菜每天摄入 500~600g,其中深色蔬菜应占 1/2;新鲜水果每天 200~300g,且果汁不能替代水果。

(3)鱼、禽、蛋、肉、奶:鱼、禽、蛋、瘦肉作为蛋白质的重要来源,建议每日摄入 120~200g。其中每天 1 个鸡蛋,每周 2 次鱼虾海产类。青春期铁元素的需求量也大大增加,尤其青春期女孩,由于每次月经失血,更容易发生贫血。所以应选择含铁丰富的红肉类(猪肉、牛肉、羊肉)为主要肉类。成长发育中的儿童青少年钙的需要量也特别大,青春期每日钙需求可达 1 200mg。含钙丰富的奶制品,摄入量每日应达到 300~500mL。

(4)饮水量:青少年身体的需水量要比成年人多 7% 左右。饮用足够的水,有益于消化,调节体温,滋润皮肤,排出废物,促进身体健康成长。建议每日饮水 1 500~2 500mL,应避免含糖饮料、浓茶及酒水。

閆　洁　潘长鹭(首都医科大学附属北京儿童医院)

第三节　肥胖及营养不良儿童饮食管理

1. 儿童营养不良诊断标准和分级

儿童营养不良一般是根据世界卫生组织(WHO)的生长发育曲线进行判断,小于 5 岁的儿童直接用年龄性别的体重生长发育曲线进行判断,5 岁以上的儿童用体重指数(体重除以身高的平方,体重以千克为单位,身高以米为单位)。小于同年龄、同性别儿童的平均水平 2 个标准差为中度营养不良,小于同年龄、同性别儿童的平均水平 3 个标准差为重度营养不良。

2. 儿童营养不良的危害

(1)营养不良的儿童,食物摄入往往不足或不均衡,能量、碳水化合物、蛋白质摄入大多偏低,各种维生素、矿物质等微量元素的摄入量也常低于正常推荐量。营养摄入不足会导致许多疾病。

(2)营养不良影响患儿的生长发育,患儿不仅体重低下,也会出现身高低于正常、智力低下。

(3)营养不良会严重影响患儿的身体健康,由于营养不良患儿的免疫功能低下,患儿会出现反复的呼吸道感染、腹泻,另外营养不良的患儿在生病的情况下也容易出现病情的恶化,病死率明显提高。

3. 父母应该怎么做

当发现儿童营养不良时,首先需要到医院检查,排除器质性疾病后,就要在饮食营养上多加管理。

(1)矫正儿童的不良饮食行为:让儿童体验饥饿、获得饱感,不在两餐之间添加高能量零食和饮料,两次正餐间隔 4~5 小时。进餐时间不少于 20 分钟,不超过 40 分钟。

纠正改善儿童挑食、偏食行为。父母应注意调剂饮食花样和口味;对儿童不喜欢的食物可通过调整比例,改善烹调等方式多次尝试。

营造快乐进食的氛围,消除进餐分心行为,如看电视、玩手机等。父母应保持良好的进餐行为,为儿童树立榜样;不在餐桌上批评教育孩子;多以中性、平等、正向的态度与孩子交流,积极寻求孩子可接受的改善方法。

有些青春期女生为了追求"苗条"体型而盲目节食,从而导致新陈代谢紊乱,严重者甚至死亡。父母和学校要对青春期女生加强引导,树立正确的体型认知,适应青春期体型变化,保持体重的合理增长。

(2)合理调整饮食:饮食上,应保证全天的总能量达到推荐量。主食是能量的主要来源,首先要保证其摄入充足;在此基础上增加鱼、禽、蛋、瘦肉、奶及豆制品等富含优质蛋白质食物的摄入,以及充足而多样的新鲜蔬菜和水果。

保持适宜的身体活动、充足的睡眠、规律进餐、定时定量。到开饭时间,不管是否感到饥饿,都应进餐,这样可逐渐形成条件反射,有助于消化腺的分泌,更利于消化。

在饮食尚未达到目标量时,可在医生或营养师的建议下酌情添加适宜的营养补充剂。

(3)一日食谱举例:见表 1-1。

表 1-1　儿童一日食谱举例

早餐	加餐	午餐	加餐	晚餐	晚加餐
荠菜虾肉包 小米胡萝卜粥 煮鸡蛋 1 个 凉拌黄瓜 香油	苹果 1 个	米饭 蒸贝贝南瓜 菠萝咕咾肉 有机菜花小炒肉 栗子烧白菜 烹调油	开心果 10 颗	葱油饼 水果玉米 孜然羊肉 肉末茄子 蒜蓉油麦菜 烹调油	纯牛奶 1 盒

4. 儿童肥胖症的诊断与分度

肥胖症是指体内的脂肪聚集过多,超过平均体重的 20%,是常见的营养性疾病之一。肥胖症分为 2 种,如果没有明显原因,称为单纯性肥胖,一般儿童大多数属于这种类型。如果继发于其他疾病,比如说内分泌代谢紊乱、脑部疾病或全身其他疾病,称为继发性肥胖。

儿童肥胖症目前常用的诊断标准有 2 种。

(1)体重指数(BMI)计数:根据儿童时期的体重(千克),除以身高(米)的平方来计算 BMI 值。参照《中国学龄儿童青少年超重、肥胖筛查体重指数值分类标准》,儿童青少年肥胖是指在同年龄同性别儿童青少年中,BMI ≥ 第 95 百分位数,超重是指在同年龄同性别儿童青少年中,BMI 处于第 85 百分位与第 95 百分位之间。

(2)在临床还有常用的估算方法,是用实际体重减去儿童身高对应的标准体重,用这个数值再除以儿童的标准体重,超过 20% 的时候即定义为肥胖;超过 20%~29% 诊断为轻度肥胖;超过 30%~49% 是中度肥胖;超过 50% 是重度肥胖。

5. 肥胖对儿童的影响

肥胖对儿童健康危害极大,对儿童期体格发育、心智发展、潜能和现实能力的获得、表达,以及心理 - 行为健康都有着极其严重的损害,甚至可以延续到个体的整个生命周期中。

(1)糖尿病:肥胖的儿童一般都喜欢吃一些高糖的饮食,而且进食量比较大,长期的这种过度的进食,就会刺激胰腺分泌过多的胰岛素,使儿童出现高胰岛素血症,出现胰岛的功能异常,发生 2 型糖尿病的概率大大增加。

(2)高血压:研究表明,50% 的儿童高血压伴有肥胖;肥胖儿童 6 年以后高血压的发病率是正常儿童的 4~5 倍。

(3)夜间睡眠打鼾,严重者呼吸睡眠暂停伴有低氧血症,可能会影响孩子的肺功能。

(4)脂代谢紊乱、脂肪肝:肝脏是进行脂肪代谢的重要器官,长期营养过剩,脂肪堆积就会导致脂肪肝甚至出现肝功能异常。

(5)肥胖女孩的性早熟,肥胖男孩的生殖器官发育不良,下肢关节变形等比例也有增高。

6. 儿童肥胖的原因

儿童肥胖的发生是多种因素共同作用的结果,遗传因素在肥胖的发生发展中起着重要作用,但是否出现肥胖的决定因素是个人的饮食、运动等生活方式。

(1)饮食:能量摄入及消耗的失调是导致肥胖的重要原因之一。

(2)运动:活动少、久坐不动的生活方式、电子产品等视屏时间的增多、缺乏适当的运动及体育锻炼,致使能量消耗减少。肥胖儿童大多不喜欢运动,由此形成恶性循环。

(3)睡眠:睡眠减少可使体内胃饥饿素水平增加,使饥饿感增加,从而增加进食量。另外研究发现,长期睡眠不足会伴有瘦素水平的升高,但瘦素增多并不能正常发挥减重的作用,即瘦素抵抗,同时增加胰岛素抵抗,这是解释因睡眠不足而增加儿童青少年肥胖发生风险的一个关键因素。

(4)遗传:儿童肥胖有明显的遗传倾向,目前已发现 600 多种与肥胖有关的基因位点。父母都肥胖,孩子肥胖的概率高达 80%;父母一方肥胖,孩子肥胖的概率达到 40%;母亲肥胖,遗传倾向更加明显。遗传因素可能包含影响食物摄入和能量消耗的行为倾向,而这些生活方式的遗传也是导致儿童肥胖的重要原因。

7. 儿童肥胖的干预措施

儿童肥胖主要与不合理的饮食及不良的生活方式有关,所以治疗原则以改善饮食、运动、睡眠等生活方式为主。具体治疗方案应以运动处方为基础,以行为矫正为关键技术,以日常生活为控制场所,由父母、教师、肥胖儿童和医务人员共同参与制订。最好在医务人员的监督下进行,治疗疗程至少为1年。

(1)饮食指导:饮食管理限制食量时必须满足儿童的基本营养及生长发育所需,使体重逐步降低。热量控制一般原则为:推荐低脂肪、适量碳水化合物和高蛋白、高微量营养素、适量纤维素的饮食。饮食管理必须考虑到儿童的特点,特别是保持正常生长发育的重要性以及肥胖治疗的长期性,并且需要父母的坚持和孩子的长期合作,才能获得满意效果。

(2)一日食谱举例:见表1-2。

表1-2 肥胖儿童一日食谱举例

早餐	加餐	午餐	加餐	晚餐	晚加餐
全麦馒头 紫米粥 煮鸡蛋1个 凉拌圆白菜 香油	苹果 1个	藜麦饭(大米/ 藜麦) 蒸紫薯 清蒸龙利鱼 彩椒鸡丁 (鸡胸肉) 炖茄子豇豆 紫菜蛋花汤	水果黄瓜	二米饭(大米/ 小米) 蒸玉米 白萝卜胡萝卜 炖牛肉 虾仁炒西芹 平菇炒秋葵 竹笋青菜汤	低脂牛奶 1盒

(3)行为习惯改善:父母应与孩子一起学习如何正确选择适宜的食物和不同食物间如何替代,不要用好吃的东西作为奖励或惩罚的手段。

避免不吃早餐或晚餐过饱;应做到不吃夜宵,少吃零食;要学会减慢进食速度,细嚼慢咽,吃饭的时间不宜过短,半小时左右为宜。建议可以将蔬菜切得长一些,块大一些,以增加咀嚼时间。

保持规律的作息。即使在周末,也应坚持固定的时间睡觉和起床。父母要重视孩子的睡眠问题,使其养成良好的睡眠习惯。充足的高质量睡眠既有助于改善能量消耗,且对于儿童青少年的生长发育也是至关重要的。

(4)运动指导:坚持运动是保证减重疗效的关键。肥胖儿童越是自觉执行运动锻炼,体重反弹的概率越小。通过运动多样化,提高孩子对于运动的兴趣,每天应至少锻炼 1 小时,并养成习惯。开始锻炼时运动速度和运动量需逐渐增加,不要操之过急,以运动后轻松愉快、不感到疲劳为原则。

正确认识均衡营养的重要性,培养儿童青少年建立良好的生活习惯、进食习惯、运动习惯、睡眠习惯,注重其心理健康,进行持续的生长监测,及时发现超重及体重增长失衡的儿童青少年,尽早干预,防患于未然。

闫 洁 潘长鹭(首都医科大学附属北京儿童医院)

第二章　良好睡眠　有益健康

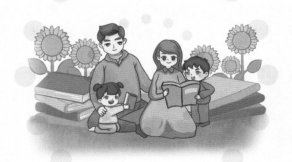

第一节 睡眠与健康

1. 什么是健康睡眠

健康睡眠不仅是儿童生理发育的需要,还能够稳定儿童情绪、增强免疫力,提高注意力、记忆力和创造力。儿童正处于身体和心理生长发育的重要阶段,睡眠的作用举足轻重。如果在这个时期儿童没有获得优质、健康的睡眠,一系列影响生长发育、身心健康的严重不良后果将会发生。忽视儿童期的睡眠问题,往往可导致远期的影响。人类夜间的睡眠是快速眼动睡眠(REM 睡眠)和非快速眼动睡眠(NREM 睡眠)交替发生的生理过程,并呈现节律性。判断孩子睡眠是否健康,不仅要重视其睡眠状况,还要注意观察孩子白天的表现。可以从以下 5 个方面大致判断儿童睡眠是否健康:

(1)每日睡眠的总量(夜间睡眠时间 + 白天小睡时间):由于每个孩子都是独特的个体,在睡眠上也有个体差异,要具体情况具体分析。如果有些孩子的睡眠时长与推荐时长存在些许差异(图 2-1),只要不影响孩子的饮食起居、生长发育、学习玩乐,就不必拘泥于这些数字。

(2)睡眠的连续性和质量:睡眠的连续性意味着睡眠的有效性,也代表着睡眠的质量,应关注以下几点。

- 孩子夜间清醒超过 5 分钟的次数 ≤ 1 次。
- 醒后尽量让孩子在 20 分钟内再次入睡。否则,入睡的难度增加。
- 没有睡眠不安、憋气、梦游等异常行为。

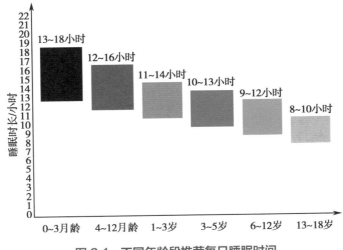

图 2-1　不同年龄段推荐每日睡眠时间

（3）规律睡眠：目前对于规律睡眠尚无明确的定义。人类的昼夜节律正是顺应大自然节律的结果，只有这样人类才能更好地生活。做到规律睡眠，不仅要求儿童的就寝和晨起的时间要相对固定，还应使这个规律和外界自然环境的规律相符合。儿童建立与外界自然环境一致的作息规律非常重要，可保证生活的规律性。

（4）独立入睡：大一点的孩子能够在晚上固定的时间独自入睡，是建立良好规律睡眠习惯的有效手段。

（5）白天状态：良好睡眠后，第二天孩子多起床不困难，甚至可以按时自然清醒，白天精力充沛，情绪愉悦，食欲好。

对于儿童这个群体，健康睡眠意味着上述每日睡眠的总量、睡眠的连续性和质量、规律睡眠、独立入睡、白天状态 5 个方面处于良好稳定状态，有利于儿童的生长发育。

2. 怎样养成良好的睡眠习惯

睡眠受到生物、心理、社会等各种因素的影响，而养成良好的睡眠习惯有利于减少上述因素对儿童睡眠的影响，更快建立健康的昼夜节律，从而获得健康睡眠。婴儿在出生后的 6 周开始出现睡眠 -

觉醒昼夜节律(图 2-2),这种昼夜节律在出生后 3 个月逐步固定,并出现整夜的连续睡眠。应根据婴幼儿睡眠的客观发展规律,在兼顾个体化原则的情况下,科学地协助宝宝建立良好的睡眠习惯,合理安排宝宝的日间活动和小睡,最终实现宝宝健康睡眠的目标。

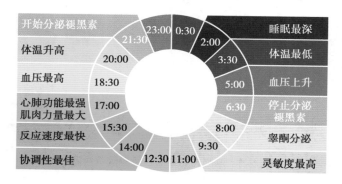

图 2-2　睡眠 - 觉醒昼夜节律

(1)营造良好的睡眠环境和清醒环境:帮助儿童尽早建立白天和夜晚应该做不同事情的认知,不同的时间段应该做相应的事情,并形成条件反射。逐步让儿童将清凉、安静、昏暗的环境、寝具等与睡眠紧密地联系起来。夜间睡眠时不要开灯,如果夜间需要护理儿童上厕所,可使用夜灯。睡眠地点应相对固定。相反,白天尽量拉开窗帘,让儿童更多地接触阳光,增加活动量。

(2)建立健康的作息规律:不同的年龄段的儿童,睡眠规律也在发展变化中,从困了就睡、白天多次小睡、夜醒多等无明显规律的睡眠逐步发展为正常成年人的睡眠节律,在这个过程中还可掺杂某阶段特殊情况。

儿童进入小学等阶段,根据学校的规定,适当调整作息时间。有条件的尽量保证一定时间的午睡,周末也尽量能保持工作日的作息规律。

如果需带儿童出游、访友等,在条件允许的情况下,建议仍遵循日常的小睡或者午睡的习惯。

(3)构筑睡前程序和起床程序:通常,在平静和放松的状态更容易入睡且更容易获得良好的睡眠。

睡前程序，是帮助儿童由入睡前活跃状态成功过渡到平静状态的科学方法之一，是入睡前的一系列仪式化、程序化活动的总称。构筑睡前程序，具体来说就是指每天睡前保持相对一致的活动内容和顺序，让儿童将睡前程序和睡眠联系起来，有效地促进良好睡眠习惯的养成。床尽量只用来睡觉，最好保证 85% 以上的床上时间都用于睡觉，以建立睡眠习惯。

睡前避免儿童进行剧烈活动、进食过多和饮用兴奋性饮料，减少儿童情绪波动，远离电子设备等。不同年龄段的孩子上床时间不尽相同，儿童建议 21 点之前准备睡觉，青少年可稍晚一些，但应在 22 点前入睡。父母可在每天晚上同一时间提醒儿童睡觉时间到了。准备睡觉时可以有固定的仪式，如洗漱、睡前沐浴、睡前亲吻、讲睡前故事等，通过这些方式帮助儿童逐步进入睡眠状态。

起床程序，父母需要在早上相对固定的时间安排孩子起床，并进行洗脸、刷牙、吃早餐等活动。早上起床时间为全天的作息安排奠定了基础。

从婴儿期起就建议父母与孩子分床睡眠，可以同室不同床，之后逐步改为不同房间睡眠。同时也要避免一些不良的行为与睡眠进行关联，如含着乳头入睡、摇睡等。推荐适当午睡，但仍要在一定程度上尊重儿童自身的睡眠习惯，有些儿童难以建立午睡的习惯，不必过于勉强。

让儿童按时作息，这个过程也非常考验父母的智慧和耐心。了解这些大致规律和应对原则后，能更为从容、理性地面对儿童睡眠中出现的各类问题。

3. 为什么睡觉时眼球会动

20 世纪科学家观察儿童睡眠期的脑电图变化时，发现某些时间的脑电图表现并不像睡眠状态的脑电图，更像清醒状态的脑电图，而且这段时间较其他睡眠时间，儿童的心率加快、血压升高、肌肉松弛，更令人惊讶的是眼球出现左右快速摆动，因此科学家把这个睡眠阶段称为快速眼动睡眠。快速眼动睡眠与做梦密切相关,眼球运动可能与正在经历的梦境视觉图像有关系。更有研究发现,快速眼球运动与创造力有关,认为快速眼动睡眠有助于将各种元素形成新的组合。每个人睡觉的时候都会存在眼球运动,成年人一个晚上会经历4~5次快速眼动睡眠,首次快速眼动睡眠持续约15分钟,后逐渐延长,最后一次快速眼动睡眠可持续约25分钟(图2-3)。但是快速眼动睡眠持续时间占总睡眠时间的比例随年龄变化很大,1岁以内的宝宝快速眼动睡眠占总睡眠时间的50%~60%,成年人快速眼动睡眠只占整个睡眠的20%~25%。年龄越小的儿童睡眠中的眼球运动越容易被发现。快速眼动睡眠的生理意义是有助于人类脑力的恢复,是睡眠中非常重要的阶段。

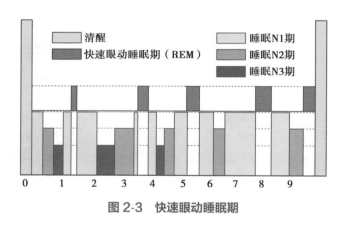

图2-3 快速眼动睡眠期

4. 儿童也会失眠吗

在中国,成年人失眠发生率高达38.2%,失眠现已成为威胁公众健康的一个突出问题。近50%的学生存在睡眠不足,而该数据呈现逐年上升的趋势。香港对年龄超过6岁的儿童进行了观察研究显示,首次调查和5年后随访发现,慢性失眠的患病率分别为4.2%和6.6%。如果以我国国家卫生健康委员会《中国青少年健康教育核心信息及释义(2018版)》规定的每天保证小学生10小时睡眠时间为标准,那么城市学龄儿童睡眠不足发生率高达 71.4%。

儿童正处于生长发育的特殊时期,其失眠症状更接近于成年人。儿童失眠除可能伴有入睡困难、睡眠连续性差外,同时会伴有更多的日间问题,如疲惫、注意力不集中、记忆力降低、学业能力受损、情绪不稳等。

5. 儿童失眠的原因

将儿童失眠的原因分为以下几大类。

(1)儿童行为性失眠:主要包括 3 种亚型。

1)入睡关联型儿童行为性失眠:由于儿童需要父母或者看护者的干预(如喂奶或者摇晃)方能入睡,已经形成干预手段和入睡的关联。当儿童在睡眠中觉醒,但独自入睡的能力又不足时,就会出现失眠的情况。此时儿童获得入睡所需的干预后,方可入睡。儿童为了再次入睡,可能会自发产生一些行为,如哭闹、找父母等。

为了避免这种情况的发生,父母可以从婴儿 3 月龄时就开始对其进行相应的训练。如发现婴儿困意来袭,具体表现为打哈欠、频繁揉眼睛等行为,可以尝试将其放在床上,让其将床和入睡关联起来,而不是把喂奶或摇晃等和入睡联系起来。这种类似的干预方法对大龄儿童仍然适用。

2)环境限制型儿童行为性失眠:这种障碍最常见的原因是父母没有或不愿意为孩子设定与孩子自身内在节律一致的作息时间。这种情况常常因孩子对入睡的反抗行为导致儿童失眠情况愈演愈烈。

父母往往因为害怕儿童睡眠不足所带来的不良后果,想尽办法保障儿童的睡眠时长和质量,如早上床等,这种情况更多见于新手父母。但是不同的儿童睡眠需求不同,而且并不是所有的父母对儿童睡眠时间的预期都是理性的。严格意义上来讲,这种失眠类型,并不是真正意义上的失眠,实质是儿童"被失眠"了。

相应的对策是父母要理性科学地使孩子养成睡眠作息,同时不能忽视儿童个体化的规律。可以通过提前起床时间或者推后就寝时间来逐步调整,建议可考虑每次提前或者推后 15 分钟左右逐步探索,最终达到目标作息时间;同时应对父母进行儿童睡眠知识的科普,让父母不要对儿童睡眠过于紧张。

3)混合型儿童行为性失眠:同时具有上述 2 种亚型的特点。对于上述 2 种亚型的对策同样适用于此类儿童。

(2)心理生理性失眠:多见于年龄较大的儿童青少年。其特点是觉醒程度提高,睡前的联想导致失眠。可存在对于自身的睡眠过分关注、担忧的情况。此类失眠通常由多种诱因共同导致,可能包括遗传易感性、躯体疾病或精神疾病。诱发因素可能包括急性应激等,而导致失眠持续发生的因素可能包括不良睡眠习惯、咖啡因摄入过量或过多的日间睡眠等。

(3)一过性睡眠紊乱:此类失眠症状在正常儿童也可出现,但是父母要及早发现病因,如果病因持续存在,则会发展为慢性失眠。举个例子,儿童因贪恋手机游戏导致一过性睡眠紊乱,如果不及时给予干预,睡眠的干扰因素一直存在,很有可能发展成慢性失眠。

在考虑儿童出现失眠时,需排查一下儿童的睡眠环境、营养状况、睡眠卫生、是否有躯体不适(如皮肤瘙痒、疼痛、打鼾、憋气等)、精神心理问题等,以免延误病情。

总之,儿童失眠是内因和外因综合作用的结果。对于每个具体的孩子,还需要具体情况具体分析。有时候父母的不良行为反而成为干预的重点。单纯的儿童失眠,更推荐进行非药物治疗的方法(包括父母教育)来改善失眠。如合并其他特殊情况,建议及时就诊。

第二节　儿童青少年睡眠疾病

1. 睡眠打鼾正常吗

正常人在睡觉时,气道是开放的,气流顺利地通过气道,发出均匀、平稳、安静的呼吸声。宝宝睡觉打呼噜常常被父母认为是睡得香,其实不然,如果孩子睡觉时打呼噜、鼻塞、张口呼吸伴有鼾声,这意味着气道可能有部分阻塞或塌陷,而导致气流不通畅。当气流通过狭窄部位时,引起振动而出现鼾声。通常情况下由于体位、口咽部神经肌肉的调节等原因,偶然的打鼾,不需过于紧张。但应重视长期的打鼾问题,长期打鼾也会带来健康隐患,应引起父母的重视。

(1)注意观察儿童睡眠打鼾的状况:首先父母要注意观察孩子打鼾持续时间、发生频率、是否整夜打鼾、感冒时是否打鼾加重、是否伴有憋气或呼吸暂停。如果仅仅入睡初期打鼾,没有影响到儿童的深睡眠,当改变体位,鼾声可以消失,同时无鼻塞、张口呼吸、呼吸费力或呼吸暂停,可以暂时不做处理,睡眠时可让孩子侧卧位睡眠。

如果孩子出现整夜打鼾并伴有长期张口呼吸、憋气、口角有吐沫现象,睡醒后总觉得口渴口干,白天精神不足,起床后很容易犯困,注意力难以集中,夜间尿床等,应该及时到耳鼻喉科就诊明确病因。

(2)儿童睡眠打鼾的危害:首先,夜间入睡打鼾、频繁觉醒,或伴有频繁呼吸暂停,会导致儿童睡眠有效率下降,夜间尿床;晨起头痛,白天嗜睡、疲乏、注意力不集中、记忆力下降、性格急躁,影响孩子认知能力,并可导致生长激素分泌下降,影响儿童发育。其次,儿童长期入睡打鼾、张口呼吸会致使孩子颌面部骨骼发育不良,具体表现为上颌骨变长、腭骨高拱、牙列不齐、上切牙突出、唇厚以及面部缺乏表情,即所谓的腺样体面容(图2-4)。有些病史时间长的、严重缺氧的,还会引起心律失常、高血压等心脏疾病。

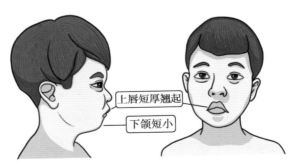

图2-4 腺样体面容

2. 为什么孩子总是张口呼吸

张口呼吸是指一种呼吸方式或是一种状态,通常人的呼吸是以鼻式呼吸为主,当鼻通气受到影响,即鼻塞,那就会以张口呼吸代偿,这种情况出现时需要查找原因,以便进行干预。另外,由于遗传、颌骨发育异常、上唇短等原因,也会出现张口状态,但此时未必有鼻塞,这种情况给予的干预也是不同的。

新生儿或婴幼儿张口呼吸大多与鼻腔堵塞有关,如鼻腔狭窄、后鼻孔闭锁,以及过敏性鼻炎等均可导致张口呼吸;学龄前、学龄期儿童张口呼吸的主要原因是腺样体肥大、鼻炎、鼻窦炎、鼻息肉等。这些原因导致经鼻呼吸受阻,儿童就会代偿性地张口呼吸。

长期张口呼吸会导致气流冲击硬腭,引起硬腭变形、高拱,继而影响面部的发育,出现上唇短厚翘起、下颌骨下垂、硬腭高拱、牙齿排列不整齐、上切牙突出、咬合不良等变化,由于其是腺样体肥大导致,常称这样的面容改变为“腺样体面容”。由于腺样体肥大引起的鼻塞和张口呼吸,建议到医院进行专业的检查及治疗。临床上可通过纤维鼻咽镜、鼻咽侧位片或鼻窦 CT 等检查来发现腺样体是否肥大以及肥大程度,根据相应的专业评估进行诊治。

张口呼吸的原因很多,不能盲目地认为患儿有张口呼吸的现象就是腺样体肥大引起的,而要求手术治疗。任何造成鼻腔或鼻咽通气不畅的因素,都有可能导致张口呼吸发生。不良的生活习惯,如长期使用安抚奶嘴、边睡觉边吃手等也可能导致张口呼吸以及口唇的一些结构性的改变。因此,发现患儿存在张口呼吸的问题,不仅需要到耳鼻喉科进行详细检查,也需要到口腔颌面外科进行详细的检查评估。

客观面对、准确评估、积极干预、综合治疗,才能早期发现张口呼吸问题,并减小张口呼吸对儿童生长发育的影响。

3. 什么是腺样体肥大

腺样体也称为咽扁桃体或者增殖体,是位于鼻咽顶部与咽后壁处的一团淋巴组织,表面呈橘子瓣样。腺样体出生后即存在,随着年龄的增长而逐渐长大,2~6岁时为增生旺盛的时期,10岁以后开始逐渐萎缩。儿童时期,常因为反复上呼吸道感染、炎症刺激等因素导致出现病理性增生,引起相应的症状者称为腺样体肥大。

(1)临床表现:患儿白天常见的症状是鼻塞、张口呼吸,尤以夜间加重,多伴有睡眠打鼾、睡眠不安、频繁翻身等,仰卧睡眠时症状更加明显,打鼾严重时可出现憋气、呼吸暂停、睡眠结构紊乱、睡眠缺氧等。腺样体肥大可引起多种并发症,如慢性鼻窦炎反复急性发作、分泌性中耳炎、儿童阻塞性睡眠呼吸暂停综合征,长期慢性缺氧将会出现低氧血症,导致患儿生长发育迟缓、心肺功能异常、注意力不集中、学习成绩下降、情绪急躁等。

(2)治疗方法:①保守治疗:保持营养均衡、多参加体育锻炼,提高机体免疫力,预防和减少上呼吸道感染。若伴有鼻炎、鼻窦炎、分泌性中耳炎等,且给予鼻腔冲洗、鼻喷激素、抗生素等适当的药物治疗后鼻腔阻塞情况好转、临床症状减轻,则视为保守治疗有效。②手术治疗:如保守治疗无效或症状反复出现,应行腺样体切除术,并应评估其严重程度以及相应的预后。必要时多学科综合治疗。

4. 儿童打鼾能否使用药物治疗

长期打鼾不仅会导致儿童睡眠质量下降,严重时可影响孩子的颌面骨发育以及大脑、智力的发育。临床上就儿童打鼾,应在客观评估基础上拟定治疗方案,并评估药物的有效性。

药物治疗往往是症状出现早期时采用的对症治疗方案。

(1)急性呼吸道感染、鼻炎、鼻窦炎导致的张口呼吸的药物治疗:此时,通常鼻黏膜肿胀,鼻腔分泌物增多,检查鼻腔时可见黏膜红肿、白色或黄色分泌物堵塞鼻腔,白天、夜间睡眠时多会张口呼吸,伴打鼾,在治疗呼吸道感染的同时可给予鼻用糖皮质激素类抗炎药物(需注意药物使用的年龄限制),可辅助生理盐水鼻腔冲洗,治疗应在医生指导下进行。

(2)腺样体肥大的药物治疗:当临床症状、体征、辅助检查支持诊断时,症状尚轻,可采用保守治疗方案进行药物治疗,依据循证指南,可采用鼻用糖皮质激素、白三烯受体拮抗剂,并进行疗效评估。

(3)过敏性鼻炎的药物治疗:过敏性鼻炎主要症状之一为鼻塞,也是引起睡眠打鼾的原因之一,儿童多以药物治疗为主,鼻用糖皮质激素、抗组胺药及白三烯受体拮抗剂,单一或联合治疗,同时应注意生活预防以及健康管理。

根据病情采用合适的治疗方案是治疗儿童鼾症的根本。

5. 为什么孩子白天犯困,注意力不集中

白天出现了犯困、注意力不集中的症状,这种情况首先考虑是由于睡眠休息不足。各年龄段儿童对睡眠的要求不一样,2018 年 9 月 25 日,国家卫生健康委员会发布的《中国青少年健康教育核心信息及释义(2018 版)》提到,保证充足的睡眠,有助于儿童青少年的身心健康。一般来讲,小学生每天 10 小时、初中生 9 小时、高中生 8 小时。

相对于睡眠时间来说,另一点更重要的是睡眠质量。安静舒适的睡眠环境,按时就寝的睡眠习惯等,是保证充足的睡眠时间和质量的重要因素。

现阶段很多儿童青少年热衷于电子产品,手机游戏不离手,不仅有屏幕的强光刺激,还有噪声等影响,尤其是在入睡前,应予以避免。

缺少良好的睡眠就会给白天日常活动带来不利的影响,出现白天瞌睡、注意力不集中等现象,随之影响学习和生活。

儿童青少年还可发生昼夜节律失调睡眠障碍,其表现常被形容为"夜猫子",但属于病态,也会导致白天的瞌睡以及注意力不集中,需要进行相关的诊断和治疗,治疗中多采用生物钟疗法。生物钟疗法为患者制定个体化睡眠 - 觉醒时间表,如每周晚睡或早睡 2~3 小时,患者逐渐推迟或提前睡眠时间,直至达理想睡眠 - 觉醒时间表并维持。

6. 阻塞性睡眠呼吸暂停综合征的病因

儿童阻塞性睡眠呼吸暂停综合征(obstructive sleep apnea syndrome,

OSAS)是指儿童睡眠过程中频繁发生部分或完全上气道阻塞,干扰儿童的正常通气和睡眠结构而引起的一系列病理生理变化。OSAS作为儿童睡眠呼吸障碍疾病中危害最为严重的疾病,因其较高的患病率和严重的远期并发症,越来越受到父母和社会的重视。

引起儿童 OSAS 的常见原因,包括上气道阻力增加引起顺应性改变以及影响神经调控等。

(1)鼻部:常见有慢性鼻炎(感染性、变应性)、鼻窦炎、鼻息肉、鼻腔肿物、鼻中隔偏曲和后鼻孔闭锁等。尤其是对于新生儿重度OSAS,一定要警惕后鼻孔狭窄、闭锁等先天性疾病的可能性。

(2)鼻咽部和口咽部:最常见的原因为腺样体肥大、扁桃体肥大,其他原因有舌体肥大、肥胖造成的脂肪堆积、口咽部或鼻咽部肿物、腭裂腭咽瓣手术后咽梗阻等。

(3)喉部及气管:先天性喉软化症、喉蹼、喉囊肿、喉气管新生物等,以及先天性或获得性气管狭窄等。

(4)颅面部畸形:面中部发育不良(唐氏综合征、Crouzon 综合征、软骨发育不全等);下颌骨发育不全,如皮 - 罗综合征(Pierre-Robin syndrome)、下颌骨颜面发育不全等。其他,如黏多糖贮积症 II 型(Hunter 综合征)和 I H 型(Hurler 综合征),以及代谢性疾病(如骨硬化症)等均伴有颅面结构的异常。

(5)影响神经调控的因素:全身肌张力减低(唐氏综合征,神经肌肉疾病),应用镇静药物等。

7. 什么是发作性睡病

发作性睡病是一种慢性神经系统疾病,包括 I 型发作性睡病(猝倒型发作性睡病)和 II 型发作性睡病(非猝倒型发作性睡病),其特征为不可控的过多睡眠、猝倒、入睡前幻觉(睡眠起始时出现生动梦境)和睡眠瘫痪(迷糊入睡时躯体暂时无法移动)。本病相对罕见,病理生理机制尚不明确,但它是导致始于青春期或成年早期的失能性日间嗜睡较常见病因之一。

约 1/3 的发作性睡病患者会在 15 岁前发病。极少数情况下,发作性睡病可见于 5 岁或 6 岁以下儿童。早发型发作性睡病存在某些特征包括猝倒伴突出的眼颊面部受累、性早熟、肥胖和日间嗜睡，主要表现为习惯性小睡或易激惹和多动。而这些独特的表现在成年人发作性睡病中通常见不到，所以难以早期诊断。

白天睡眠过多是发作性睡病的基本临床特征，也是最常见的首发症状。日间嗜睡的严重程度不等，可从或轻或重的睡意到不可控的不自主入睡（睡眠发作）。在年龄较小的儿童中，有时表现为习惯性小睡，此时儿童已成长到通常不需要日常小睡的年龄段。当嗜睡症状不明显或较轻微时，父母反而可能会报告易激惹、注意力不集中或记忆力下降的病史。年幼儿童的猝倒主要累及颊面部肌肉，表现为下颌张开、眼睑下垂（上睑下垂）、头下垂或吐舌动作。在幼儿中，发作性睡病的其他临床特征（如入睡前幻觉和睡眠瘫痪）可能不存在或难以引出。发作性睡病患儿常存在肥胖，并且肥胖往往在其他症状出现前后突然发生。

诊断发作性睡病的基础是特征性临床表现联合夜间多导睡眠图和多次小睡潜伏期试验。在恰当的临床情况下，检测到 2 次或更多次睡眠始发快速眼动睡眠期且平均睡眠潜伏期小于 8 分钟，对发作性睡病具有诊断意义。脑脊液中食欲素水平测定仅适用于特定患者。

发作性睡病是一种终身疾患，目前尚无治愈性疗法，现有治疗为对症治疗。保持规律的睡眠 - 觉醒时间安排和计划小睡是行为治疗的基础。心理社会支持对儿童患者十分重要，因为该病常会影响其行为、精神卫生、同伴关系和学校表现。除了行为和生活方式调整外，发作性睡病儿童患者应接受药物治疗，并接受规范管理。

8. 为什么胖孩子更容易打呼噜

生活中常见到胖孩子睡眠打鼾。其实肥胖可以通过多种病理生理学机制导致打鼾以及阻塞性睡眠呼吸暂停综合征（OSAS）的发生。

（1）上气道解剖结构异常：当患儿入睡后，全身肌肉张力下降，咽部肌肉也呈松弛状态，容易导致上气道的狭窄甚至阻塞。其肥胖程度与气道梗阻程度呈正相关。

（2）胸廓运动受限：肥胖者由于胸腹部脂肪过量堆积，呼吸时胸廓运动受限，导致肺活量特别是功能残气量减低，因而不能维持上气道的正常开放，从而诱发睡眠时上呼吸道阻塞。此外，腹部脂肪堆积和压迫，也造成上气道闭合压增高和阻力增高，从而影响气道开放。

（3）神经、肌肉调节异常：肥胖儿童可能还存在咽部肌肉松弛和神经调节异常，其上气道较正常儿童更易于萎陷，在深睡眠期尤其如此，从而导致上气道梗阻的发生。

（4）睡眠结构紊乱，行为、习惯异常：由于 OSAS 患者上气道梗阻和低氧造成频繁觉醒，可引起睡眠不足，同样也促进了胰岛素抵抗、体重增加的发生和发展。

OSAS 患儿夜间睡眠结构紊乱，生长激素分泌减少，脂肪分解下降，白天疲劳嗜睡，活动量小，摄食增多，能量耗损减少，造成脂肪堆积，肥胖又反过来加重 OSAS，从而形成了恶性循环。和成年人一样，肥胖是儿童发生 OSAS 的危险因素，对体重超重的儿童应警惕睡眠呼吸障碍性疾病，通过运动加强肌肉力量、控制体重等可以明显减轻 OSAS 的严重程度。

张 杰（首都医科大学附属北京儿童医院）

第三章　科学运动 强身健体

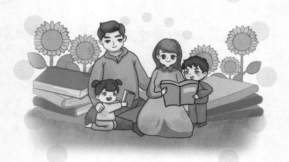

第一节 科学运动与健康成长

1. 科学运动对身体发育的影响

儿童青少年时期,生长发育尚未成熟,身体形态机能的可塑性较强,是形成和发展良好的体型、体态、体质的关键阶段,该时期的体质和健康对成年以至老年的健康水平都有很大影响。尽管在诸多影响因素中,遗传是人体生长发育产生变化的主要原因,但是有计划、有目的、科学地进行身体锻炼也是非常关键的因素。

多数儿童青少年存在久坐不动的生活习惯,比如学习时间过长、经常用电子设备导致体育运动极度缺乏,导致我国肥胖和超重少儿的比例显著增加。肥胖可导致智力发展受到影响,易疲劳、嗜睡、精神不易集中,动手操作能力和运动协调性差,精神压抑、缺乏自信心、产生自卑感。而科学的运动可增加脂肪分解,提高胰岛素敏感性,有效降低肥胖儿童青少年的体重、BMI 值,对改善其身体形态有显著作用。长期坚持适量运动,具有预防肥胖、减肥的良好作用。

科学运动,可使儿童青少年的肌肉和骨骼组织营养充足,局部血液循环丰富,肌纤维更加粗壮结实,肌腱和骨骼之间的联结更加牢固,各部分肌肉之间协调能力也大大改善,使机体力量、耐力、灵活性大大提高。运动过程中,各种不同动作配合进行,既能提高关节及韧带的弹性和灵活性,达到增强关节的牢固性、扩大活动范围、防止外伤的作用,又能改善骨骼的营养,加速青少年骨骼的生长。

2. 科学运动对心肺功能的影响

心脏就像人体的"机械泵",心脏的每一次搏动就是依靠心肌收缩把血液里的营养物质输送至全身,血液回流时又将废物和二氧化碳经肺脏和肾脏排出体外。规律的运动锻炼可使心肌变得强壮收缩有力,每搏输出量增大。经常运动的人,心跳慢而有力。相反,久坐不动的人,稍微活动或干点重活就心跳加快。运动是预防心血管疾病的有效手段,从小坚持体育锻炼,有助于减少成年期高血压、动脉硬化的发病率。

肺是人体的主要呼吸器官,是气体交换的场所。呼吸过程依靠胸廓肌肉收缩作用。呼吸肌收缩时,胸廓扩大,肺泡张大,吸入带有大量氧的新鲜空气;呼吸肌松弛时,胸腔缩小,肺泡压缩,肺泡内二氧化碳排出。青春期,随着肺脏与呼吸肌的发育,胸腔增宽,肺容量增大,肺功能增强,表现为肺活量增大,呼吸深度加深而呼吸频率相对减少。一般情况下,男生以腹式呼吸为主,且呼吸较深,而女生以胸式呼吸为主,呼吸较浅,呼吸频率略快于男生。体育锻炼可增加肺活量,增强肺功能。不爱活动或很少参加运动的人,进行轻微活动或劳动时,感到心跳加快、呼吸急促。

3. 科学运动对大脑的影响

(1)体育锻炼本身是发展智力的一个重要手段:智力,主要包括注意力、观察力、记忆力、想象力、思维力5个基本要素。一般来说,智力是遗传、后天教育、环境以及个人努力相结合的产物。儿童青少年大脑的生长发育速度很快,因此需要足够的氧和营养物质。经常参加体育锻炼,能加强新陈代谢效能,改善循环和呼吸系统功能,这对儿童青少年大脑的发育具有良好作用。运动可使大脑处于最佳状态,诱发神经新生,神经元增加,从而达到增长智力的作用。不同性质的动作,能给大脑神经细胞提供各种刺激信息,有助于大脑皮层的结构和功能的发育。

(2)非智力因素是儿童青少年发展智力必不可少的素质:体育锻

炼能发展儿童青少年的观察和感知能力,提高注意力(比如径赛起跑或者球类运动起动要求全部注意力集中在即将发生的动作上),增强记忆力,促进思维能力和非智力因素的发展(培养感情,锻炼意志品质,培养性格、协作能力);还能够在体育锻炼中培养团队协作的能力、解决问题的能力、抗风险的能力,甚至是领导力。

4. 科学运动是安全的保障

儿童青少年身体生长发育的可塑性强,在锻炼的内容和方法上要做到合理、科学,总原则应着眼于全面增强体质,提高身体素质水平及基本运动能力。

(1)从生理学的角度来看,在骨骼发育尚未停止之前,科学地从事各种体育锻炼,能更好地改善骨的血液供应,促进骨骼的生长发育。但锻炼时必须注意形成正确的姿势和注意身体的全面发展,以免发生畸形。比如在进行投掷、跳跃、打乒乓球等非对称性项目锻炼时,应该注意对侧肢体的相应练习。此外,不宜过早从事力量性练习,特别是负重较大、时间过长和练习次数较多或长时站立以及在硬地上做大量的跳跃练习等,以免影响下肢的发育,引起形变,过早促进骨化早期完成,妨碍身高的增长。

(2)儿童时期的骨骼和肌肉都比较柔弱,弹性韧性较大,心血管系统调节功能还不够稳定,在进行体育锻炼时,要注意合理安排运动量,不宜进行单调且长久、需要较大体力、耐力的活动,以免加重心脏负担,对心脏产生不良影响。应选择有趣、多样并带有竞赛性的运动项目,以训练灵敏、速度、柔韧等素质为主。如游戏、体操、短跑、跳、投掷、平衡木、小足球、乒乓球、游泳、爬山等。

(3)青春前期由于脊柱的柔韧性好,对从事体操、武术等练习是十分有利的。一般适宜进行柔韧性和弹跳力的练习,以及负荷轻而动作较快的力量练习。青春期内分泌活动激烈增强,神经系统不稳定,易受刺激又易疲劳。这个时期的儿童青少年好胜心强,并且往往过高估计自己的力量,安全事故也明显增多。此时骨骼发育迅速,如发现脊柱畸形(驼背、侧弯)或扁平足等,需及时矫正,积极训练良好的姿势,保持优美的体态,开展体操训练或必要的矫正体操。

(4)青少年期处于发育阶段,其力量、耐力和各种技巧能力,也都在逐步训练过程中获得,应遵照循序渐进的原则。不同年龄儿童青少年的素质发展存在"敏感期",即在某一年龄阶段某种素质的发展比较快,在该时期内进行锻炼,效果可能会更佳。

1)10~13岁,弹跳力及速度、柔韧素质发展较快,可多进行弹跳、反应速度、柔性等锻炼,如短跑、游泳、乒乓球等项目。同时为了发展心肺功能,可进行一些速度较慢以有氧代谢为主的长跑练习,力量练习以伸展性徒手体操为主。

2)12~14岁,灵敏素质发展较快,骨骼、肌肉的增长加快,可进行跳跃、篮球、排球等项目练习。

3)15~17岁,力量、耐力素质发展较快,由于力量进一步增长,内脏器官发育更加完善,心肺及神经调节功能提高,可进行强度较大、时间较长的项目练习,如长跑、足球、投掷等。总之,适当控制运动量,运动时防止过度疲劳和消耗过多的体力。

(5)定时起床、就寝、运动,养成良好的生理节奏,有利于运动的兴奋和疲劳的消除,选择合理的、效果最佳的锻炼时刻,获得良好的锻炼效果。一般来说,在校学习的作息时间是符合儿童青少年生理节奏的,尤其是早操对身体有着重要的生理意义,可增强机体的代谢功能,使人朝气勃勃,精力充沛地投入一天的工作与学习。注意早操的运动量不宜过大,否则会产生疲劳,影响上午的工作与学习。在校学生要充分利用课间活动和课外体育活动时间,保证每天有1~2个小时的体育活动。至于晚间锻炼,应根据各自的生活习惯和生理节奏,以及锻炼后的效果而定,注意运动量不宜过大,活动在睡前一小时结束为宜。

此外,青春期的锻炼应注意将锻炼与营养有机地结合起来,从而使锻炼既能得到良好的效果,又避免损害身体健康。青春期女生生理上变化较大,月经期间应避免长跑、游泳和各项竞赛活动。

张 鑫(北京体育大学)

第二节　儿童常见运动损伤

1. 四肢骨折

体育运动和游戏是儿童青少年生活中不能缺少的一部分。儿童运动损伤不可避免,多数为剧烈的体育活动导致,有些为攀爬类导致受伤。高速运动,例如滑板、滑雪、滑冰等,有可能造成更严重的四肢外伤后骨折,大多数为前臂、腕部、肘部和手指骨折,也可发生踝关节骨折和下肢骨折(图 3-1)。近年来,随着科技设备的发展,平衡车等高速代步工具出现,若使用不当,会导致更加严重的骨折。

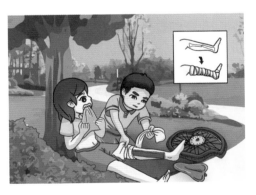

图 3-1　下肢骨折

上肢骨折最常见,约占所有骨折的 2/3,多数为受伤摔倒时,上肢手腕部撑地保护导致。前臂骨折是儿童最常见的长骨骨折,尺桡骨远端骨折是最好发部位,表现为前臂、腕部或肘部的肿胀,活动受限和畸形。男孩发病率为女孩的 3 倍,夏季多见。

儿童期由于骨骺生长板的存在,可提供长骨的纵向生长。儿童骨骼有机物含量比成年人高,骨骼的弹性比较大,类似春天的树枝。

所以儿童发生骨折的类型和成年人不同。按损伤部位,可分为骨骺骨折、干骺端骨折、骨干骨折。按骨折类型可分为青枝骨折、不完全骨折、完全骨折等。

儿童骨折和成年人骨折的区别在于儿童骨折愈合快,常说的一句话"伤筋动骨一百天",儿童由于较厚的骨膜和丰富的血液运输,愈合时间明显快于成年人。年龄越小的儿童,骨折愈合越快,固定时间较成年人要短。大多数儿童骨折,是可以通过保守治疗的,例如青枝骨折、不完全骨折。有成角的骨折,可以先试行手法复位石膏固定。但要注意的是,由于儿童骨折愈合快,一些特殊部位的骨折,如果早期没有及时复位,可能导致畸形愈合。所以,如果怀疑有骨折,应及时到专科医院进一步诊治。对于移位严重的和特殊部位的骨折,可能需要手术治疗。

儿童骨折还有自我塑形能力。对于接近生长活跃的骨骺的干骺端骨折,例如桡骨远端骨折、肱骨近端骨折,即使骨折愈合后仍有一定的残余成角畸形,也会随着儿童的生长发育慢慢自行纠正。所以,大多数儿童骨折固定后,复查 X 片仍有一定程度的移位和成角,不用特别担心,请听从专科医生的建议。少数特殊情况的骨折,例如肱骨髁上骨折,如果发生了向内侧的移位和成角,需要及时复位固定,否则由于儿童生长发育快,可能会发生肘内翻畸形,这种畸形是不能随生长发育纠正的,只能通过手术治疗。

2. 脊柱骨折

儿童脊柱骨折虽然不像成年人那么多见,但近些年发病率也呈现升高趋势。儿童脊柱骨折多由间接外力引起,比如不慎从高处跌落时臀部或足着地,冲击性外力向上传至脊柱,尤其是胸腰段脊柱而引发骨折;此外,还可由直接外力引起,如柜子、车子翻倒压伤、车祸撞伤或打闹玩耍时被同伴压伤等。病情严重的可导致截瘫,甚至危及生命;治疗不当的会留下后遗症,影响儿童日后的发育甚至是一生的健康。

(1)如何判断孩子是否发生了脊柱骨折:有典型的外伤史,如车祸、高处坠落、躯干部砸伤或挤压等。

检查时发现孩子脊柱畸形。脊柱棘突骨折可见皮下淤血。伤处局部疼痛,如颈痛、胸背痛、腰痛或下肢痛。棘突有明显浅压痛,脊背部肌肉痉挛,骨折部有压痛和叩击痛。颈椎骨折时,屈伸运动或颈部回旋运动受限。胸椎骨折躯干活动受限,合并肋骨骨折时可出现呼吸受限。腰椎骨折时腰部有明显压痛,屈伸下肢会有腰痛。

严重脊柱骨折常合并脊髓神经损伤,可有不全或完全瘫痪的表现。如感觉、运动功能丧失、大小便障碍等。

(2)医生通过什么检查能更准确地诊断脊柱骨折:①X线片:是首选的检查方法,通常要拍摄正位、侧位 2 张片子,必要时加拍斜位片,严重的脊柱骨折一般可以及时被发现。②CT:X 线检查不能显示椎管内受压情况,而 CT 检查可以清晰显示出椎体的骨折情况,还可显示出有无碎骨片突出于椎管内。③磁共振(MRI):对于怀疑存在脊髓损伤的患儿,MRI 检查可以看到椎体骨折出血所致的信号改变和前方的血肿,还可看到因脊髓损伤所表现出的异常高信号。

3. 膝关节半月板损伤

(1)半月板的基础解剖:半月板是 2 个月牙形的纤维软骨盘,内外侧各 1 个,位于胫骨平台内侧和外侧的关节面,覆盖 1/3~1/2 的胫骨关节面。半月板表面覆以薄层纤维软骨,体部为半月板的纤维软骨样结构,由胶原纤维和软骨细胞构成。胶原纤维由大量弹性纤维组成,有规律环形和放射排列。半月板十分坚韧,具有很强的抗拉伸应力。

妊娠 8~10 周时形成半月板,有丰富的血液供应。出生时半月板全部有血管分布和血液供应。到 10 岁左右,半月板的血管只存在于其外围约 30% 的区域。成年以后,半月板仅外侧 10%~30% 有血液供应。因此,半月板内侧 2/3 更易发生不可逆转的永久性损害,或出现退行性病变。

(2)半月板的作用

1)分散应力:股骨髁关节面、胫骨平台关节面借助半月板上凹下平的特征性结构,获得良好的关节嵌合,提高关节接触面、增强稳定性。承受较大压力时,半月板的厚度可从 5mm 压缩至 2.5mm,压力被半月板吸收,并分散到较大平面,避免应力过度集中。

2)传递负荷:半月板承受的负荷内侧大于外侧,后角大于前角,屈曲时大于伸直时。而且在 0°~90° 的膝关节活动范围内半月板传递了约 50% 的压力负荷。所以,内侧半月板受伤机会比外侧半月板多,半月板后角受伤机会比前角多,膝关节屈曲时半月板更加容易受伤等。

3)润养关节:半月板的表面被覆滑膜,表面均匀分布一层滑液,可润滑关节,减少摩擦。负重时半月板将富含营养的滑液挤入关节腔,并进入关节软骨基质,为关节软骨提供润滑和营养作用。

(3)半月板损伤的症状:根据半月板损伤的形态不同分为 6 种类型,纵向水平撕裂、纵向垂直撕裂、桶柄状撕裂、横向撕裂、斜向撕裂、多形性撕裂。常见的临床表现有:

1)疼痛:往往是常见的表现,通常局限于半月板损伤侧,个别外侧半月板撕裂可伴内侧疼痛,有的儿童自觉关节内有响声和撕裂感,膝关节不能完全伸直。

2)肿胀:膝部广泛的疼痛者,多与积液或关节积血使滑膜膨胀有关,这种疼痛可逐渐减轻,但不能消失。肿胀见于绝大多数患者,损伤初期肿胀严重,随时间的推移,肿胀逐渐消退。

3)上下楼障碍:在走平路或下楼梯时,膝关节屈曲位负荷增加,半月板后角易被夹住,常出现弹拨发作。上、下楼梯时也可出现打软腿症状,表现为患膝关节突然无力感(膝关节关节不稳或滑落感)。

4)交锁现象:"交锁"现象见于部分患者,因半月板部分撕裂所致,常常是撕裂的桶柄部分夹在股骨髁前面,膝关节突然不能伸直,但常可屈曲,自行或他人协助将患肢在膝旋转摇摆后,突然弹响或弹跳,然后恢复,即"解锁"。

(4)盘状半月板:盘状半月板又称盘状软骨,是半月板的形态异常,因为与正常的半月板相比又大又厚又宽,尤其是在体部呈盘状而得名,是唯一的一种先天性的半月板畸形。外侧(占 95%)远比内侧多见。

盘状半月板既不能像正常的半月板一样很好地匹配股骨髁与胫骨平台,又不能满足膝关节反复屈伸的基本需要。因此,在过早退变的基础上,易发生半月板撕裂和囊肿,并可引起软骨磨损或剥脱性骨软骨炎,甚至形成复合裂损伤。

4. 踝关节扭伤

踝关节周围软组织损伤在医学上称为踝关节扭伤,人们俗称为"扭脚脖子"或"崴脚",多发生于运动时,也可发生在高低不平的路上行走、登山、下山、下坡、跑步、跳跃时。在骨科急诊、足踝外科专病门诊的患者中,踝关节扭伤的患者占近 20%,其中大多是外侧踝关节扭伤。成年女性的发生率高于成年男性,儿童青少年的发生率高于成年人。

当踝关节发生扭伤时,约有 80% 的人是由于踝关节内翻导致关节外侧韧带受损。常表现为"裂帛"样撕裂感,疼痛明显,患足不能负重行走。查体可发现如下体征:踝部发红、灼热、肿胀、局部压痛,伴皮肤瘀斑、活动受限、跛行,足的前部不敢着地行走。踝关节扭伤需要与踝关节骨折、脱位进行鉴别,医生往往通过询问病史、临床检查及 X 线检查作出诊断。

根据韧带损伤程度不同,踝关节损伤可分为 3 度:Ⅰ 度损伤是指韧带拉伤,关节没有不稳定;Ⅱ 度损伤是指韧带部分断裂,关节轻度不稳定;Ⅲ 度损伤是韧带完全断裂,同时合并明显的关节不稳定。

5. 软组织损伤

软组织损伤指软组织或骨骼肌肉受到直接或间接暴力,或长期慢性劳损引起的一大类创伤综合征。根据病程可将其分为急性和慢性软组织损伤 2 类。急性软组织损伤多由急性创伤引起;慢性软组织损伤多由急性创伤前期处理不当转变,或微小创伤长期积累形成。根据受伤后皮肤黏膜完整性又可以分为开放性和闭合性损伤。

造成软组织损伤的原因有很多,生活中剧烈的运动与拉伸都有可能造成损伤,如摔伤、挫伤、擦伤等。运动相关的软组织损伤可能与训练水平不够、身体素质差、动作不正确、缺乏自我保护能力有关。运动前不做准备活动或准备活动不充分,缺乏适应环境的训练都会增加发生软组织损伤风险。

软组织损伤的典型症状以患处肿胀、疼痛为主要表现,急性期表现为局部渗血、水肿,疼痛剧烈,晚期可能出现肌肉、肌腱的粘连,缺血性挛缩,关节周围炎,甚至引起关节僵直。

张学军　宋宝健　范竞一　朱丹江　李　浩　冯　伟
（首都医科大学附属北京儿童医院）

第三节　儿童运动损伤的处理

1. 四肢骨折的处理

在发生运动损伤后,在受伤地点立即停止活动。上肢外伤时,用另一只手或其他人帮忙制动;下肢外伤时,需平卧,禁止负重行走。从周围找一些可以用于临时固定的物品,比如书本、纸板、木板等,用绷带、丝巾等在受伤肢体的上下关节处进行临时固定,例如前臂要固定到腕关节和肘关节。注意固定不要太紧,以免影响血液运输。

如果怀疑儿童骨折,要及时前往专科医院做进一步诊断和治疗。一旦 X 片发现儿童骨折,需要根据骨折的部位和类型,给予不同的治疗方案。无移位的骨折,多数可以通过石膏或支具固定治疗;有些轻度移位的骨折,可以通过手法复位进行治疗;对于移位严重、复位效果不佳和特殊部位的骨折,可能需要进行手术治疗,具体要听从专科医生的建议。

儿童骨折采用石膏和支具固定骨折部位后,需要注意以下事项。

(1)注意固定肢体的手指和脚趾的血液运输情况,因为骨折固定后,仍可能继续发生肿胀,若肿胀继续加重,有可能导致血液运输受影响,若出现异常,例如发紫或发白、手指肿胀、活动受限、麻木等,应该及时到医院就诊。

(2)骨折固定后,受伤肢体会慢慢消肿,石膏或支具固定可能松动,松动后可能发生骨折移位,需要定期到门诊复查。

2. 脊柱骨折的处理

(1)院前处理:孩子不慎从高处坠落,或躯干部被砸伤,怀疑孩子存在脊柱骨折,首先要安抚孩子的情绪,如果孩子的意识清楚,应该仔细询问受伤的过程和目前疼痛或不适的部位,切记不要随意搬动孩子的身体,尽快打电话联系专业的救护人员(图3-2)。如果在特殊情况下必须要搬动孩子,需要3名及以上人员同时搬动,保持搬动过程中孩子的脊柱一直保持平直状态,不要发生弯曲或扭转,并在搬动前用担架、木板、树枝等硬质材料把孩子一同固定,保证搬运过程中脊柱的稳定,并在能够获取专业人员帮助的情况下,第一时间交由专业救护人员处理。

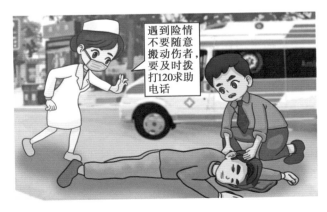

图 3-2 脊柱骨折

（2）到医院后，积极配合医生提供孩子的受伤史和伤后早期症状，医生会根据孩子受伤的具体程度给予相应的进一步治疗。

3. 膝关节半月板损伤的处理

儿童的半月板有较大的愈合潜力。一些小的无移位的半月板外周血管区的撕裂可以通过非手术治疗愈合。非手术治疗包括受损膝关节的康复训练及避免扭转动作和限制运动 12 周。多数儿童患者的半月板撕裂较大，临床多采用关节镜技术进行半月板修补手术治疗。

针对无症状的外侧盘状半月板，即使是关节镜时偶然发现，也采取非手术治疗。对于稳定的完全或不完全盘状半月板，半月板部分切除术、碟形成形术是治疗选择。如果半月板不稳定且连接断裂，关节镜技术可以通过碟形手术和修复达到理想的治疗。

4. 踝关节扭伤的处理

踝关节扭伤在儿童青少年运动中经常发生，虽然不是非常严重的运动创伤，如果处理和治疗不及时、不彻底，容易导致踝关节韧带过度松弛，关节不稳，引起反复扭伤，造成踝关节功能障碍等后遗症。

伤后 24 小时是急性软组织损伤处理的关键时期。软组织的损伤通常伴有血管的损伤，因此损伤组织周围血液淤积，并压迫相邻组织，从而进一步加重损伤。损伤愈合期间，组织肿胀，压力增高，可引起疼痛，导致肌肉痉挛和废用。因此对于踝关节扭伤的处理越早越好，损伤早期应尽量减少损伤部位的出血，有效地减轻症状，为后续的治疗打下基础。适当的处理方法如下。

（1）休息：受伤后应立即停止运动，必要时用石膏或夹板固定。这样不仅能够防止损伤的加重，还有利于后续的治疗。

（2）冰疗（冷敷）：可以减轻组织代谢，从而降低对氧和营养物质的需要量；冰疗还可以减轻炎症和肌肉痉挛。所以损伤后立即进行冰疗可减轻疼痛，并引起局部血管收缩，从而减轻出血和肿胀。

冰疗时间应依据损伤区域的大小和损伤组织的深度而定，但在损伤初期习惯上通常每 1~2 小时进行一次,每次 15 分钟。损伤 24 小时后冰疗的频率可逐渐降低。可以选择用冷凝胶袋、冰袋或冷冻蔬菜袋敷脚踝。冰(或其他冰冷物)与皮肤之间需垫上薄毛巾。

(3)加压包扎:损伤部位用绷带加压包扎可减少出血,从而可尽量减少肿胀的程度,冰疗过程中和冰疗后均需要加压包扎。绷带的包扎应从出血部位的远端开始,每圈覆盖上一圈的 1/2。绷带的宽度可根据损伤区域的大小而定,一般应缠绕到距损伤区域边缘至少有一个手掌的宽度。包扎时须松紧适度,不可过紧,以免引起疼痛和阻断患足血供。

(4)抬高患肢:可减少损伤部位的出血,并促进局部静脉和淋巴回流。抬高患足到心脏平面以上,例如,躺卧时用枕头或毯子垫足,坐着时将患足放在桌子或椅子上。

(5)药物治疗:如疼痛剧烈可服用消炎止痛药物。

(6)手术治疗:如韧带完全撕裂严重影响日常生活及学习,可考虑实行韧带修补手术。

轻度踝关节扭伤在经过冷敷、休息等处理后,2~4 周后可痊愈。较重的患者,应及时到医院就诊,得到有效及时的治疗,以免耽误治疗的最佳时机。

5. 软组织损伤的处理

(1)轻度软组织损伤的处理原则:减轻患者痛苦,促进损伤修复。

若只是轻微拉伤,在受伤的 48 小时之内,可以在家采用冷毛巾、冰袋等物品冷敷的方式进行治疗,促进毛细血管收缩,减轻局部充血,使神经末梢的敏感性降低从而减轻疼痛,降温退热;同时可以减少局部血流,防止炎症和化脓扩散,让肌肉得到放松。

若肌肉拉伤 48 小时之后依旧有疼痛感,则可以在家采用热毛巾、热水袋等物品热敷的方式持续治疗。热敷可促进炎症的消退,同时促进炎症的吸收和消散;后期可使炎症局限,有助于坏死组织的消除和组织修复,解除因肌肉痉挛、强直而引起的疼痛。要注意闭合性外伤(即无伤口的外伤)不可过早开始热敷,否则会因促进血管扩张,加重瘀紫肿胀。

（2）重度软组织损伤治疗原则：急性期治疗目前推荐患者采取RICE 和 POLICE 处理方法。

"RICE"是英文的首字母缩写，分别是休息 rest、冰敷 ice、加压包扎 compression、抬高患肢 elevation。

"POLICE"原则为保护 protect（包括制动、临时固定等措施）、合适的负重 optimal loading（过分强调休息不利于组织修复，而适当的、合理的负荷刺激有利于组织的恢复）、冰敷 ice、加压包扎 compression 和抬高患肢 elevation 的英文首字母缩写。

POLICE 原则推荐的做法为：①受伤后的第 1 周，遵循"RICE 原则"，使受伤组织休息，减轻肿胀；②受伤后的第 2~3 周，逐渐恢复肢体及受累关节（如踝关节）的活动；③受伤数周及数月，逐渐恢复运动，直至受伤组织恢复正常。

如果损伤部位为四肢软组织，就要注意伤肢的固定，如可将上肢吊在颈部，这样可有效防止关节的异常活动而加重损伤。如受伤的为下肢，应注意将患肢抬高（高于心脏平面），可在脚下垫一枕头或其他物品，以促使血液回流，起到减轻患部肿胀的作用。

由于个体差异大，应在医生指导下充分结合个人情况选择最合适的药物。药物选择包括消肿散瘀、外用止痛、口服止痛药等，比如云南白药气雾剂、扶他林软膏、西乐葆，乐松等常用止痛药。

在手术治疗中，一般开放性伤口常有污染，应行清创术，并在清创后进行伤口缝合。若伤口开放时间过长，或者污染十分严重，不能马上缝合，应该等感染控制后再做缝合。对于开放性软组织损伤合并渗出时可采用封闭负压引流（vacuum sealing drainage，VSD），它能持续不断地去除腔隙、创面的分泌物或坏死组织，促进愈合，减少感染，是目前各种急慢性创面理想的治疗方法。

张学军　宋宝健　范竞一　朱丹江　李 浩　冯 伟

（首都医科大学附属北京儿童医院）

第四节　运动损伤的预防

1. 四肢及脊柱骨折的预防

儿童四肢及脊柱骨折是一种比较严重的儿童意外损伤,一般都是外力导致的,多数为摔伤,少数为坠落伤或车祸伤。严重的骨折会留有后遗症,影响孩子的一生,所以预防才是最需要重视的环节。

(1)开展安全教育活动,增强自我保护意识,让孩子学会远离危险。在孩子从事危险的运动或活动时,如蹦床,父母应加强监督,同时要有专业人员指导和看护,并做好安全防范工作,确保活动设施的安全可靠,确保孩子做好个人安全防护。

(2)应当加强正确技术的指导和适当的监督,强制性穿戴保护装备。多数人缺乏滑行、刹车、摔倒的基本保护技能,容易发生骨折。大多数不适合进行滑板、轮滑等高速运动,容易造成更严重的损伤,有专业的老师指导和防护措施,比如头盔、护膝、护肘和护腕等,能降低骨折的发生风险。

2. 关节损伤的预防

在日常的体育活动中,做好以下几点可以降低关节损伤的概率。

(1)培养和增强自我保护的意识:儿童青少年身体结构仍处于发育期,不宜让膝关节局部负荷过大,防止膝关节劳损,并且在训练后保证有足够的恢复时间。在半月板损伤原因中,膝关节屈曲时重力挤压或旋转是最常见的,因此一定要强调在任何情况下都要提高身体平衡的感觉和自控能力,猛用力跳起后,应注意适当收腹和力争两脚同时或快速依次落地,使身体尽快恢复稳定的平衡支撑。上下楼梯时必须全神贯注,且踏稳之后再挪动第二步,以避免外伤。

(2)加强对膝关节的功能锻炼:除了增强膝关节肌肉力量外,还应加强膝关节周围的韧带、肌肉的力量,柔韧和弹性的锻炼。在平时的训练中可采用各种不同的方法(例如靠墙静蹲等),达到预防损伤的效果。

(3)掌握一定的运动技巧:对于预防踝关节的损伤,首先要养成正确的落地姿势,具体动作是膝关节微屈,踝关节紧张,要注意控制身体的重心,其次要注意加强保护和学会一些自我保护方法,在遇到意外情况发生时身体应敏捷地顺势侧倒、滚翻,以减轻损伤程度。另外,在做跳步急停时,应使脚落地时足尖方向与前冲方向一致。

(4)运动前的热身:在剧烈运动前,应充分做好准备活动,使身体各部分发热,减少关节黏滞性,增强其内部各组织的活动性。特别是冬春两季因天气寒冷,人体四肢都会僵硬不灵活,所以进行大运动量之前应当先做热身活动,运动到自感发热,微微出汗为好,热身运动是为了让身体活动能力循序渐进,有一个适应过程,然后才开始大运动量的活动。

(5)科学地运动:目前随着全民健身意识的加强,民间的各种体育活动正在增多,各种体育器械普及到社区,因此造成运动损伤的机会也就增多,这主要是因为盲目加大运动量而导致运动量不合理所造成的。因此,合理安排运动量对预防运动损伤也有重大意义。在什么时间、什么年龄段上进行什么样的运动,应当有专业人士的指导,除了注意运动姿势和运动强度外,要注意儿童运动保护,如佩戴运动护具防止运动中的意外损伤。

3. 软组织损伤的预防

软组织损伤是可以预防的,措施如下。

(1)刀、剪、针放在安全的位置,避免儿童碰到。

(2)尽量将柜门安装安全锁,防止儿童翻找造成损伤。

(3)开关防盗门、屋门时务必小心,儿童常在没有防备情况下伸出手,造成手部被门夹伤。

(4)儿童坐在电动车、自行车后排时,一定做好足部保护措施,避免儿童足部被卷入车轮辐条中,造成足踝部严重的软组织损伤。

（5）乘坐汽车时，儿童一定要使用安全座椅，并放置在车辆后排中。

（6）对于预防运动损伤，一定选择适合儿童的运动，运动前做好热身准备，尽量保证肌肉、关节活动开，避免因没热身导致运动损伤。同时选择在一个比较安全的环境中运动，不要到野外、马路等不安全的场所进行运动。运动时佩戴必要的安全防护装置，如护膝、护腕、安全保护头盔。

4. 滑雪滑冰的危险性及注意事项

任何体育活动都有运动损伤的危险，滑雪是一个极限运动，对身体平衡性及技巧性都要求比较高，一定要注意做好以下几点。

（1）初学者要由滑雪教练教授滑雪相关的基础知识和技巧后，在教练的带领下参与滑雪运动。

（2）选择在正规的滑雪场地进行。一定要做好热身准备、佩戴好护具。

（3）滑雪运动前一定要保证充足的睡眠和饮食，以免因注意力不集中或体力不支导致的危险。

5. 跑步的优点及注意事项

适当的体育活动有利于孩子的身心发展。培养学生克服困难，磨炼刻苦耐劳的顽强意志。对于学生来说，跑步是最基本的运动。

（1）跑步的优点

1）改善心肌供氧状态，加快心肌代谢，同时还使心肌纤维变粗，心收缩力增强，从而提高心脏工作能力。

2）使血液循环加快，对排泄系统有害物质起到清洗作用，从而使有害物质难以在体内停留和扩散。

3）有利于心情舒畅、精神愉快，对缓解学习带来的精神压力十分有益。有助于增进食欲，加强消化功能，促进营养吸收。

（2）跑步的注意事项

1）每个人身体素质不同，应该根据自身身体情况调整跑步时间、距离和速度。切勿带伤带病参与跑步运动。

2）天气情况不适宜时（如气温过高、下雨、大风及雾霾）切勿组织或者私自跑步。运动后一定要注意身体拉伸以及补充液体。

6. 跳绳的益处与注意事项

跳绳是一种简便经济、不受气候影响、健康有趣的锻炼方式，也是一种男女老少皆宜的运动，只需要一根绳子就可以达到全身锻炼的目的。

（1）跳绳的益处

1）跳绳是一个很好的锻炼耐力的有氧代谢运动，能增强人体心血管、呼吸和神经系统的功能。跳绳特别适宜在气温较低的季节作为健身运动，从运动量来说，持续跳绳 10 分钟，与慢跑 30 分钟或跳健身操 20 分钟相差无几，是一项耗时少、耗能大的有氧运动。

2）跳绳可以使人体各个器官和肌肉以及神经系统同时受到锻炼和发展，消除臀部和大腿上的多余脂肪，使形体不断健美，并能使动作敏捷、稳定身体的重心。跳绳也是健脑的极佳选择，会大大增强脑细胞的活力，提高思维和想象力。

3）跳绳训练人的弹跳、速度、平衡、耐力和爆发力，同时可培养准确性、灵活性、协调性，以及顽强的意志和奋发向上的精神。

（2）跳绳的注意事项

1）选择适当的场地装备：最好选择具弹性的塑胶场地、软硬适中的草坪、木质地板或室内体育馆，以免损伤关节。绳子软硬、粗细适中，初学者通常宜用硬绳，熟练后可改为软绳。

2）充分做好准备活动：最好穿运动服或轻便服装；尽量穿能够减震、保护脚踝的高帮鞋或运动鞋。跳绳之前最好活动一下全身，尤其肩膀、手臂、手腕、脚踝，这样活动起来会感到轻松舒适，也不容易受伤。

3）正确的跳绳方法：开始练习跳绳时，动作要由慢到快，由易到难。先学单人跳绳的各种动作，然后再学较复杂的多人跳或团体跳绳动作。切记用前脚掌起跳和落地，不可用全脚或脚跟落地，同时保持自然有节律的呼吸。

4）活动时间：跳绳一般不受时间限制，但要避免引起身体不适，饭前和饭后半小时内不要跳绳。学校学生可利用课间或课外活动时间练习。

5）安全运动：跳绳并不是最好的减肥方法，而是一项简单易行的整体训练。体重过重的人一次跳几百下，对膝盖损伤太大。相对而言，走路、慢跑和游泳更加安全。跳绳之后一定要做拉伸运动，既能美化腿部线条，又可缓解肌肉疼痛。

7. 游泳的好处与注意事项

（1）游泳的好处

1）人在水中游泳，手臂划水同时两腿打水或蹬水，全身肌肉都参加了运动，可以促进四肢协调平衡运动的发展，促进骨骼发育，身体长高。同时游泳可以加强腰背肌力量，改善背部姿态，避免含胸驼背（图 3-3）。

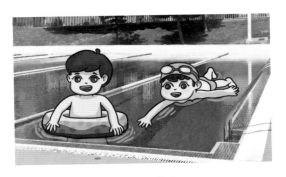

图 3-3　游泳

2）游泳可以锻炼儿童的体质，促进神经系统的发育，让动作更加协调平衡，增强抗病能力。一些体质比较差的儿童经过一段时间的游泳训练，身体状况明显好转，同时儿童的意志力和反应速度提高。

3）因为水的密度和传热性能比空气大，所以身体在水中运动消耗的能量比陆地上多。这些能量的供应要靠消耗体内的糖和脂肪来补充。经常进行游泳运动,可以逐渐去掉体内过多的脂肪,而不会长得肥胖,经常游泳的儿童体型明显变得强壮。

(2)游泳的注意事项

1)游泳须有父母的陪同,根据孩子的水性、年龄、身高等因素,尽量选择安全系数较高的水位区域游泳。并且要有一个适合孩子特点的循序渐进的学习计划,使孩子对游泳产生兴趣,这样才能达到锻炼的目的。

2)在下水游泳前,一定要先做准备活动,运动四肢,还可用冷水擦身,以适应水温。孩子在大汗淋漓时不宜马上进入水池,应先用干毛巾擦干汗水,待毛孔收缩后再入水池中。

3)孩子在下水前不宜吃过多食物。一旦食物压到气管,容易造成窒息。孩子的体力有限,父母为了给孩子补充体力,可以选择在游泳前半小时,给孩子适量吃点食物,做到不饿、不饱胀。在水中的时间不宜过长,当孩子感觉疲劳或不舒服时,应马上带孩子上岸,以免发生意外。

张学军　宋宝健　范竞一　朱丹江　李浩　冯伟
（首都医科大学附属北京儿童医院）

第四章 健康情绪 理性调整

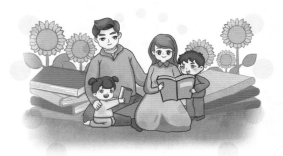

第一节　情绪对健康的影响

1. 情绪与健康息息相关

稳定、乐观的情绪是心理健康的重要标志。美国《情感论》作者诺尔曼·丹森说："情感规定着人的存在。"情绪与情感是人对客观事物是否符合自己的主观需要而产生的心理体验，是伴随特定生理反应与外部表现的一种心理过程。

俗话说，"笑一笑十年少，愁一愁白了头"，可见情绪直接影响着身体健康。古人云："怒则气上，损其身。"情绪对身体的影响，中国古代的医书都有记载，如《养性延命录》说："喜怒无常，过之为害"；《黄帝内经》曰："暴喜伤阳，暴怒伤阴""喜怒不节则伤脏"。古人很早就知道不良情绪对健康的影响，并懂得调理情绪。著名生理学家巴甫洛夫说："一切顽固沉重的忧郁和焦虑，足以给各种疾病大开方便之门。"据统计，不良情绪导致的疾病目前多达 200 种。在所有患病人群中，70% 以上的疾病都与情绪密切相关。

2. 健康情绪的标准

判断情绪是否健康的标准有 6 个方面。

（1）情出有因：任何情绪、情感的产生与发展都是由一定的原因引起的。例如，可喜的现象引起欢乐的情绪；不幸的事件引起悲哀的情绪；挫折引起沮丧的情绪等。无缘无故的喜、怒、哀、乐，莫名其妙的悲伤、恐惧，就不是情绪健康的表现。

（2）表现恰当：一定的刺激会引起一定的情绪反应，反应和刺激应该相互吻合，例如因成功而喜悦，因失败而痛苦，该高兴就高兴，该悲哀就悲哀。假如失去亲人还哈哈大笑,或者受到挫折反而高兴,受到尊敬反而愤怒,则是情绪不健康的表现。

(3)反应适度:情绪表现的持续时间和强烈程度都应适当,不能无休无止地没完没了,也不能过分强烈或过于冷漠。刺激强度越大,情绪反应就越强烈;反之,情绪反应也就越弱。如果微弱的刺激引起强烈的情绪反应,则是情绪不健康的表现。

(4)情绪稳定:情绪稳定表明一个人的中枢神经系统活动处于相对的平衡状态,也反映了中枢神经系统活动的协调。一般来说,情绪反应开始时比较强烈,随着时间的推移,反应逐渐减弱。如果反应时强时弱,变化莫测,经常处于不稳定状态,则是情绪不健康的表现。

(5)心情愉快:以愉快的心境为主,积极情绪多于消极情绪。如果一个人经常情绪低落,愁眉苦脸,心情郁闷,则是心理不健康的表现。

(6)能自我控制:健康的情绪是受自我调节和控制的。情绪健康的人,应是情绪的主人,可把消极的情绪转化为积极的情绪,也可把激情转化为冷静。

3. 儿童常见的情绪问题

健康的情绪有助于身心健康,而不健康的情绪则对身心健康有害,而且危害是多方面的:影响学习的动力、兴趣和质量;影响人际关系;影响生活态度和价值观;影响身体健康;甚至导致各种精神障碍(图4-1)。儿童常见的情绪问题包括:焦虑、抑郁、恐惧、情绪容易失控等。

(1)焦虑:儿童期的焦虑在现实生活中表现为2种常见的形式:分离性焦虑和开学前的焦虑("开学综合征")。

1)分离性焦虑:儿童特别是年幼的宝宝与亲人分开时常会

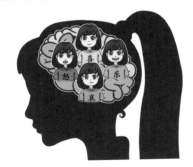

图 4-1 儿童常见的情绪问题

出现焦虑、不安或害怕的现象，从而用黏人、哭泣、固执的方式希望将亲人留在身边，多数情况下这是一种正常的离别情绪反应。这种情况多发生在 6 岁以前，一般不会超过两周。如果这种"焦虑"持续时间过长，或者严重影响了孩子的社会功能，就是分离性焦虑症了。

特征表现：分离焦虑是与依恋对象分离时出现与年龄不适当的、过度的、损害行为能力的焦虑。多发生在 6 岁以前，发病高峰是 6 岁至 11 岁。当与亲人分离或离开他熟悉的环境时，表现出过度的焦虑，担心亲人发生意外或自己被拐卖；担心与父母或其他依恋者的分离；因害怕分离而不愿去学校或幼儿园；持久而不恰当地害怕独处，当预料将与依恋者分离的时候，马上会表现出过度的反复发作的苦恼，如哭叫、发脾气、淡漠或社会退缩，部分患者甚至会表现出一些躯体症状：恶心、呕吐、头疼、胃疼、浑身不适等。

主要原因：研究发现父母患有焦虑症，儿童焦虑症发生概率明显增高。环境的变化容易给孩子带来诸多的不安和紧张。内向型的孩子则因胆子较小，社会交往能力较差，不太能主动参与集体活动，对集体生活不适应时，便易出现恐惧、害怕、大哭大闹等。父母不当的教养方式，如对儿童过度保护或过分严格苛求、态度粗暴等都可容易使儿童发生分离焦虑。

2)"开学综合征"："熊孩子"终于快开学了，对于很多妈妈来说，真是一件"喜大普奔"的好事：总算要告别与精力旺盛的熊孩子们"斗智斗勇"的模式，这么多天 IQ、EQ 的火力考验总算快结束了，终于把熊孩子"横行"的日子耗到余额不足啦！感觉马上快要"解放"了，解放区的天是蓝蓝的天……可是对有的孩子来说，却怎么也开心不起来，甚至觉得"灾难"临头一样，刚放假时的那种"放飞自我尽力狂"的兴奋变成了"好景不常在"的怅然若失，一不小心就会在"还没做完作业"的惊恐和持续性"不想做作业"的负罪感之中忧心忡忡起来。当然，有的孩子可能会有别的担心，如新的人际关系、课业增多难度增加、考试考不好和排名落后、手机电脑就要被"收走"等。总之，让孩子恐惧开学的理由有千千万。

特征表现：当上面的这些"担心"不能缓解反而进一步加重的时候，要警惕孩子出现"开学综合征"。"开学综合征"又叫"开学恐惧症"，是指在假期将要结束到开学初始的一段时间，孩子所表现出的一种明显的不适应新学期学习生活的非器质性的心理问题。在心理行为方面会表现为：情绪不稳定、紧张、担心、易烦躁、注意力不集中、记忆力减退、理解力下降、厌学；拖延行为（拖延作业、起床、吃饭等）、懒散行为、逃避行为（不愿谈及开学或上学的事）等。有的孩子还会表现为生理方面的变化：吃不下、睡不着、查无原因的头晕、恶心、腹痛、小便失禁、疲倦，甚至发热等。在心理学上，"开学综合征"其实是对"开学"表现出的一系列"焦虑"症状，生理方面的变化则是心理焦虑的躯体化表现。

主要原因：父母对孩子监督引导不当，导致孩子假期生活不规律，学习和休闲没有合理的规划。同时也反映了孩子对新学期的一种"畏难"情绪。

（2）抑郁：一位高三男生自述："还有两三个月就要高考了，可我却难以将精力集中在学习上。夜里一两点才能入睡，早上五点半左右就醒了。经常做同样的梦：涨大水，想逃却怎么也逃不走，终于被洪水淹没了。上课很想认真听讲，可老师的声音好像总被反弹出来，脑子里还是一片空白。很想做物理、数学习题（最薄弱学科），但看着看着，脑子里便被乱七八糟的事情充斥，赶都赶不走。真想放一把火把全世界都烧光，可我无论如何也没有这种勇气。我想放声大喊，可是在这寂静的环境里，谁又能大喊大叫呢？以前活蹦乱跳的我，唯恐找不到朋友；现在，我最怕有人来找我。偌大的学校、偌大的社会，竟无我容身之地。看看现在的我，全身酸软无力，若不是凭着一只手支撑下巴，只怕连头也抬不起来了。不知为何，手上一用劲，便无比难受，只好尽量放松自己，显得有气无力。"这位青少年被诊断为抑郁症。

近年来，青少年抑郁症患者数量的明显增加引起了人们的关注。当然有一些青少年有抑郁症状，尚未达到抑郁症的诊断标准。我国调查显示，中学生中抑郁症状的检出率为 23.7%~54.4%，其中重度抑郁症状检出率为 3.3%~9.68%，城市地区低于农村或城郊地区。

特征表现：青少年抑郁的表现经常与成年人抑郁不同。《美国医学会杂志·精神病学》(JAMA Psychiatry) 最新刊文称，青少年抑郁症前兆未必表现为情绪低落、悲伤萎靡，而是焦虑易怒，父母和教师应对青少年出现的无端发脾气、暴躁等情绪加以重视。来自英国卡迪夫大学心理医学和临床神经科学研究所的研究人员发现，青少年抑郁症的早期信号除了焦虑之外，还表现为无端愤懑、怨恨等。

青少年抑郁很少有像成年人抑郁的思维迟缓症状（如觉得脑子反应迟钝、不好用），甚至在重度抑郁的情况下遇到高兴的事也能高兴得起来。青少年抑郁的主要情绪体验就是"心烦"，常因为一点小事发脾气，在家里比在学校更容易发脾气。同时会经常表现为上课注意力不集中，学习成绩下降，与同伴交往减少，对以前喜欢的活动失去兴趣，整日沉迷于手机或网络，自尊心和自我价值感受损，学习兴趣下降或厌学、逃学，行为偏激、冲动或冒险，甚至离家出走，随便发生性行为，酗酒或吸毒。有的孩子抑郁以后喜欢看血腥的视频，觉得活着没有意思，整日钻研各种自杀的方法。严重时可导致自杀等严重后果。

主要原因：青少年处于个体生命过程中一个极为特殊的阶段。从生理基础看，青少年正经历青春期发育，体内的激素水平变化很大，受激素的影响，青春期孩子的情绪往往变化较大，但大脑和心理发育的速度则相对缓慢，使得青少年群体处在个体发展非平衡的状态。从社会因素看，青少年要经历人生中多个重大抉择和转折，如中考、高考、参加工作等，诸多社会、生活的变化所导致的情绪上的波动、对新环境的不适应等，都较易诱发抑郁症。值得注意的是，家庭不完整包括父母缺失、离异、外出打工等情况，都是导致抑郁症的诱因。

（3）恐惧：儿童常会对一些事物产生莫名的恐惧感，其实这是一种正常的现象。人的恐惧感与身体技能的发展、个人的成长经历几乎成正比。随着接触的事物、经历的活动越来越多，宝宝体验到的恐惧感也会相应增多。一般来说,对生病、死亡、独处、黑暗及想象中怪兽的恐惧,在 4 岁时达到顶峰,6 岁以后开始下降。但是长期和严重的恐惧,会给儿童的健康带来极大的影响。

恐惧是一个人在发展过程对现实的或预想中的威胁所出现的合理正常反应。据估计,超过 40% 的人在一生中有时会经历一种或多种特定对象或情境下的恐惧,在儿童特别是年幼儿童中广为存在但不同于“恐怖症”,正常儿童对所恐惧的事物或情境的反应是与其危险性相适应的。如果恐惧变得过度或不合理,就被称为恐惧症。

特征表现:孩子出现恐惧是非常正常的,但是超过了正常范围的恐惧就需要引起注意,比如害怕天黑,惧怕雷电,害怕小动物如猫、狗,害怕和陌生人交谈,害怕鬼神或怪物,一看到医生就以为要打针,或是有“上学恐惧症”等。对特定的事物或情境表现出不合理的恐惧,而且显著影响患者的生活。患者能认识到这种恐惧是过分的和不合理的,并且都竭力回避那些能引起他们恐怖反应的情境,然而儿童往往不能意识到他们害怕是过分的、不合理的。

儿童常见的恐惧对象有动物、血液、注射、损伤、黑暗和 / 或密闭场所、动画片中的怪兽形象、一些常见的自然环境现象(如雷电、风暴等),根据恐惧对象和儿童性格特点,所引起的社会功能(如学习能力、生活能力)损害程度各有所不同。恐惧的对象还往往与所处的文化背景和民族等有关。随着时代发展,恐惧的对象也在发生变化。

主要原因:恐惧情绪的产生取决于与生俱来的先天素质以及个体的心理特点和后天的社会生活经验:恐惧是在经验、学习的基础上获得的,学习经验是儿童恐惧发生的开始。如果双亲中有一方患有或曾经患有恐惧症,则子女患有恐惧症的概率比双亲没有患恐惧症的子女要高。孩子是否能及时克服各年龄阶段成长中的恐惧,与孩子从父母身边得到的安全感密切相关。

(4)情绪容易失控:很多妈妈带着两三岁的孩子来看医生,说孩子脾气大,哭起来没完没了,有时还打自己的头,撕扯自己的头发,怎么劝都不听。这么小的孩子怎么脾气这么大呢? 发起脾气来父母一点办法都没有。爱发脾气不是孩子的天性。幼儿的情绪在大多数时间和场合都是稳定的,很少大起大落。2~3 岁是心理上的"第一断乳期",自我意识的形成让孩子开始有了逆反心理,所以容易表现为不如意就发脾气的现象。但偶尔发脾气是正常的,过度或持续发脾气就不正常了。

特征表现:常表现为与年龄和环境不相称的发脾气或情绪爆发。发脾气程度剧烈,持续时间长,难以被哄好。

主要原因:孩子发脾气的原因有很多,比如身体不适,为达到某个目的或吸引家人注意,不良的教养方式如对孩子过度关注或家庭成员教养方式不一致等。此外,神经发育障碍如孤独症谱系障碍、注意缺陷多动障碍的孩子也可能会有情绪容易失控的表现,需要鉴别和排除。

第二节 如何帮助孩子调整情绪

1. 调整情绪很重要

情绪虽是主观感受,却不因人的掩饰而转移消失,它只是被压抑到潜意识深处,时间越久伤害越大,也许未来某个不起眼的小事就能引发内心的情绪炸弹。在医学向"精准医学"迈进的今天,如何精准地管理自己的情绪,可以说是现代人的必修课,也是让孩子远离情绪问题的法宝。如何帮助孩子调整情绪呢?

2. 分离性焦虑怎么破

应对分离性焦虑,应该做到:两个"保证"+两个"能力"。

(1)父母在儿童的早期最好避免与其长期分离。如果要外出,出门前一定要温和地告诉孩子:保证什么时候回来;保证定期和孩子保持联系。

(2)提前培养孩子的自理生活能力和合群能力。不要让孩子养成对母亲过分依赖,进入学校时能够自己吃饭、穿衣、洗手、大小便等才能很快地适应集体生活;同时父母要鼓励孩子把玩具拿出来与其他朋友一起玩,以培养孩子与人相处的能力。

(3)在分离"前"与下一个照顾者做好"平稳过渡"工作。

3."开学综合征"怎么破

当"开学综合征"不期而至的时候,父母应该怎么办呢?首先一定不要惊慌失措,兵来将挡,水来土掩,既在战略上轻视它,又要在战术上重视它。

(1)平心静气,保持"孩子虐你千百遍,你仍待他如初恋"的心态。当孩子处于焦虑状态的时候,父母如果比孩子还焦虑,会让孩子更加焦虑。父母保持心平气和、波澜不惊的状态,会让孩子安全感倍增。这时候父母需要用行动和表现向孩子传递这样的信息:这不是什么大不了的事儿。

(2)陪孩子一起"收心",让孩子深刻体会到"我不是一个人在战斗"。

1)调整作息时间:假期的生活作息常常不规律,晚上不睡早上不起是常见现象。如果生物钟不及时调整,那么开学后上课就会迟到、打瞌睡。因此,父母要为孩子提供安静的"收心"环境,及时关闭电视、网络,与孩子一起调整家庭作息时间,按照平时上学时间正常就寝、起床、饮食,以免开学后生物钟错乱,影响学习。

2)平等地互动交流,和孩子一起拟定新学期学习计划:父母不管手头工作多忙,每天都要挤出时间与孩子平等交流,这样才能真正"懂"孩子。在此基础上和孩子一起协商拟定一个切实、可行的新学期学习计划(此过程以孩子为主,父母的作用为辅助和引导)。这样会让孩子心中有数,有"底",从而有助于减轻对未来不确定因素的焦虑情绪。

3)做好开学前的"物质"准备:低年级学生可以在父母的陪同下准备学习和生活用品,高年级学生要自己将衣服、鞋帽等洗刷干净,做好开学前的各项准备。另外,饮食上也要调整。孩子在假期形成了暴饮暴食的习惯,吃饭时间无规律,饿了就会吃零食。父母要慢慢改变孩子的饮食习惯,一日三餐合理膳食,三餐时间要严格遵循规律。

(3)借鉴"皮革马利翁效应",给孩子积极的心理暗示:皮格马利翁效应亦称"罗森塔尔效应"或"期待效应",由美国著名心理学家罗森塔尔和雅各布森在小学教学上予以验证提出,指人们基于对某种情境的知觉而形成的期望或预言,会使该情境产生适应这一期望或预言的效应。简单来说,皮格马利翁效应留给我们这样一个启示:赞美、信任和期待具有一种能量,能改变人的行为,当一个人获得另一个人的信任、赞美时,他便感觉获得了社会支持,从而增强了自我价值,变得自信、自尊,获得一种积极向上的动力,并尽力达到对方的期待,以避免对方失望,从而维持这种社会支持的连续性。

父母应该经常不失时机地向孩子传递这样一种信息:无论任何时候,父母都会坚定地相信"你能行"。多给孩子积极的心理暗示,比如开学了又可以见到久违的好朋友了,可以学更多新东西,可以得到老师的表扬,可以让自己有更明显的进步等,让他们对学校有所憧憬。

4. 孩子抑郁了怎么办

调查显示,学校、家庭、社会对青少年抑郁的识别率平均不足1%,一些综合医院对青少年抑郁的识别率仅为 15% 左右。在现实生活中青少年抑郁经常被错认为"青春期的叛逆"而被忽略。所以出现上述情况后应及时就医,请专业人员作出科学的判断。

国际权威医学期刊《柳叶刀》发表的一项关于青少年抑郁症治疗的研究指出,青少年抑郁症患者应首选心理治疗,在无条件进行心理治疗或心理治疗无效的情况下,可考虑使用药物治疗,但应强调治疗的个性化。《中国抑郁障碍防治指南》(第二版)指出,青少年抑郁症的治疗,应坚持抗抑郁药物与心理治疗并重的原则。心理治疗适合不同严重程度的青少年抑郁症患者,有助于改变认知,完善人格,增强应对困难和挫折的能力,最终改善抑郁症状,降低自杀率,减少功能损害。

【给父母的十点建议】

- 不要怀疑孩子的学习自觉性。
- 不要限制孩子的活动自由。
- 不要对孩子说泄气话。
- 不要强迫孩子吃不想吃的东西。
- 不要当孩子的施压者。
- 不要让孩子感到你的焦虑比他(她)还多。
- 不要让孩子感到你的提醒如同"紧箍咒"。
- 不要让孩子感到你对他(她)的感受漠不关心。
- 不要让孩子感到你比他(她)还脆弱。
- 不要让孩子感到学习考试是为了圆你的梦。

5. 孩子情绪容易失控怎么办

面对孩子情绪容易失控的现象,首先要分析原因,要根据不同的原因采取不同的应对策略。

(1)首先要排除身体不适的原因。若孩子发脾气时,伴有发热、呕吐、尖叫、精神萎靡,则要及时请医生协助处理。

(2)同时要排除神经发育障碍如孤独症谱系障碍、注意缺陷多动障碍,需要请专业医生诊断和治疗。

(3)在孩子发脾气时,父母要"以静制动"。以分散注意力为主,把孩子抱离发脾气的环境,或用其他物品转移他的视线。对于大一些的孩子也可采取安全性惩罚措施,如减少孩子喜欢的活动。对于孩子犯错误之后的任何惩罚措施最好先给孩子明明白白讲清楚,取得孩子的认可。

(4)父母要以身作则,始终保持稳定从容的情绪。父母稳定的情绪是给孩子最好的礼物,也会给孩子树立良好的榜样。

(5)科学的教养。避免过度关注,或过度粗暴,家庭成员教养观念和方式要一致。

6. 怎样教孩子学会管理自己的情绪

对于情绪，每个人都不陌生，喜怒哀乐在我们的生活中轮番上演。而情绪管理就不是一件容易的事了。情绪管理不是简单地压抑、控制自己的情绪，而是要在正确理解情绪、体察接纳自身真实情绪的基础上，掌握调适不良情绪的有效方法与技巧，让自己成为情绪的主人（图 4-2）。

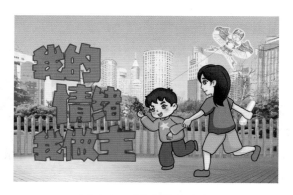

图 4-2 成为情绪的主人

（1）教会孩子给每一个情绪贴上标签：管理情绪的第一步，就是能识别出自己的各种情绪，给每一个情绪准确地命名。

父母可以随时指出孩子的各种情绪：激动、失望、自豪、孤独、期待等，不断丰富孩子的情绪词汇库。现在很多父母都能有意地去跟孩子共情。其实，共情的一个功能就是帮助孩子认识到自己当时的具体感觉。需要提醒的是，有时当孩子很生气时，他会对这种情绪识别也很反感，完全不听。父母可以先让他自己冷静下来，等孩子平静后，再回过头来跟他聊聊刚才的感受。

孩子能识别出的情绪越多，他就越是能清晰地表达出来，而准确地表达自己的情绪，就是处理情绪的开端。能表达，他才能沟通，才能想办法。有时，只需表达出来，情绪就解决了。

（2）给孩子"心理玩具"：心理学家在做提升幸福感的干预实验

时,有一些看似很普通、有点幼稚的做法,对情绪的管理却很有帮助,比如,记录下来当天发生的好事,并解释为什么你感觉不错;写下能展现你好的一面的事情,每天去温习。据调查,每天写下三件让你感觉好的事,这个做法效果很好,效果的持续时间也长。

父母自己可以这样做,也可以引导孩子这样做。让孩子学会在情绪有些低落时,把这些好事当作心理玩具,拿出来玩味。也可以让孩子每天睡觉前或在其他空闲时间里,没事就在脑子里整理自己的这些好事。其实这就是在训练孩子转念的能力。

(3)不做情绪绑架:教给孩子,对自己的行为和情绪负责。而父母也要以身作则,不要让孩子对父母的情绪负责。

父母应尽量少这样说:"你那样做,妈妈很生气""那样做,妈妈不喜欢"。如果我们因为跟孩子无关的事情有消极情绪,那就跟孩子说,妈妈这会儿心情不好,因为别的事情,所以妈妈先自己待一会,等情绪好了,马上就跟你玩。这样,孩子也可以学会,当他有不好的情绪时,他也会自己冷静一会儿,练习自己去处理。他也会知道,有不好的情绪不是什么错事。

(4)接受孩子的消极情绪:对于孩子的消极情绪,父母不要去否认、压制、贬低、怀疑,不要说"这有什么可怕的""你不应该感到失望""你没有理由生气"等,而是要帮助孩子去接受、识别自己的情绪,然后再教给孩子处理消极情绪的办法。

(5)给孩子自己处理消极情绪的机会:孩子发脾气,父母本能地想救火。其实,如果父母认识到消极情绪的意义,也就知道,不必急于让消极情绪消失,而是要尽量给孩子机会,让他感受、识别,同时自己锻炼着平复下来。他每自己平复一次,他的情绪控制能力就得到了一次锻炼。当然对于两岁以下的孩子,父母还是应该用转移法先去哄好,然后再讲道理。

而在这个过程中,如果父母自己能保持中性态度,会帮助孩子更好地平复情绪。有很多情况,孩子是被父母的坏情绪火上浇油,愈演愈烈。

(6)教给孩子处理消极情绪的办法:对于消极情绪,要多分析多思考,去想办法,这样有利于化解情绪。要教给孩子一些适合孩子的处理消极情绪的方法,常用的包括但不限于:①镇静法:数数、深呼吸;②转移法:看景色、听歌、运动、做自己的爱好;③宣泄法:打沙发打枕头(当然对于爱打人的小男孩慎用)、撕纸(其实这些宣泄法背后的道理就是,要以破坏性最小,不影响别人的方式发泄情绪);④倾诉法:找人聊天、写日记、随意画画。

崔永华(首都医科大学附属北京儿童医院)

第五章　保护视力　预防近视

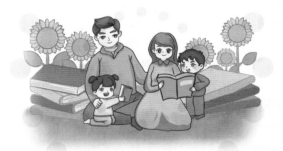

第一节　视力与健康

1. 眼睛是心灵的窗户

眼睛是非常重要的人体器官,不仅为我们带来了光明,还传递了丰富多彩的信息。

在作家的笔下,人的眼睛经常会被比喻成"心灵的窗户"。科学研究表明,人类从外界获得的信息约有 90% 来自眼睛,而对视觉信息的处理占用了大脑 65% 的工作量。光线通过眼睛到达视网膜,视网膜上的感光细胞受到光照后发生化学变化并产生生物电信号,这些信号通过视神经传送到脑部进行分析,就会得到一幅一幅的画面,这些画面就是人对外部世界的视觉感知。

通过眼睛,我们看到了五彩斑斓的世界,也看到了人生百态。同时,人类的眼睛也是会说话的,通过各种眼神,可以表达出不同的意思。孟子曰:"存乎人者,莫良于眸子。眸子不能掩其恶。胸中正,则眸子了焉;胸中不正,则眸子眊焉。"意思是说,观察一个人,没有比观察眼睛更有效的了。眼睛不会掩盖心中的恶念。胸中正直坦荡,眼睛就会明亮清纯;胸中邪恶不正,眼睛就会闪烁不明。听他说话的声调,观察他眼睛的神色,这个人的内心世界怎么能隐藏呢? 因此,当两个人交谈目光接触时,眼神交流是人与人之间最生动的非言语交流方式。"眉目传情""暗送秋波"等许多成语生动地说明了眼神在人们情感交流中的重要作用。人类的视觉神经系统在出生后会不停地发展变化,并逐渐走向成熟。研究显示,正常情况下人的视力直到 6 岁时才基本发育完全。出生 1 个月时,人的视力仅为 0.05~0.1;3 月龄时,视力达到 0.1;3~6 月龄时,能看近看远;6 月龄时,获得双眼视觉;1岁时,视力为0.2~0.3;4岁时,视力为0.8;5~7岁时,视力可以达到甚至超过1.0;18周岁左右也是成年的时候,视力基本定型。

2. 眼睛的构造与作用

人眼是如何看到物体的呢?有人认为眼睛好像是一部精密的照相机,但实际上眼睛的构造比照相机复杂多了。人的眼睛近似球体形状,位于眼眶中,受眼睑保护。

眼作为一个完整的视觉器官,解剖上由眼球、附属器和视路构成,其中眼球是主要部分,包括眼球壁、眼内腔和内容物、神经、血管等组织。

眼球壁外层由角膜、巩膜组成,起维持眼球形状和保护眼内组织的作用。角膜是眼球前部的透明部分,角膜前的一层泪液膜有防止角膜干燥、保持角膜平滑和光学特性的作用,相当于照相机镜头表面的镀膜,"镀膜"质量的好坏决定了视网膜成像的质量;同时,角膜含丰富的神经,感觉敏锐。角膜就像照相机中的镜头,是光线进入眼内和折射成像的主要结构,此外,角膜还起保护眼睛的作用,也是测定人体知觉的重要部位。巩膜是致密的胶原纤维结构,不透明,呈乳白色,质地坚韧,起到保护眼内容物的作用(图5-1)。

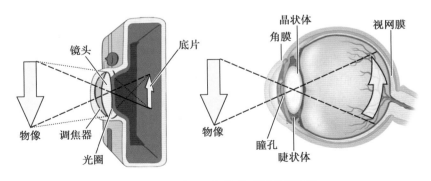

图 5-1 眼睛和照相机的成像原理对比

眼球壁中层包括虹膜、睫状体和脉络膜3部分。虹膜中央有一个圆孔称为瞳孔。如同照相机在拍照时需要根据光线的明或暗随时调整光圈一样,瞳孔也会根据光线的强弱调整大小,以便控制进入眼睛的光线。睫状体通过悬韧带调节晶状体的屈光度,可以使我们看清远处和近处的物体,很像照相机的变焦镜头。脉络膜位于巩膜和视网膜之间,含有丰富的色素和血管,它的作用就像照相机的遮光暗房,同时也为视网膜神经上皮层的外层提供血液、氧,进行物质交换。

眼球壁内层的视网膜是一层透明的膜,如同照相机中的底片,是感光成像的部位,也是视觉形成的神经信息传递的第一站。当眼睛看东西时,外界传来的光线通过瞳孔投射到眼球底部的视网膜上,这层膜上有许多神经细胞,它们接收到光的刺激信号后,就把看到的信息传送给大脑,在人的脑子里合成一幅图像,这样,人就能真实地看见外界事物的样子和颜色了。

所以说,视觉不仅仅是由眼睛完成的,还需要在大脑的视觉感知区对通过眼睛传递的信号进行加工和处理,这是一个非常复杂的过程。很多时候我们说"看累了",不仅仅是眼睛产生了疲劳,也是脑的疲劳反应。

3. 影响视力的因素

正常情况下,人眼具有良好的调节能力,无论是远处还是近处的物体,都能清晰成像在视网膜上。近视眼多是由于眼轴过长或者角膜或晶状体曲率增大,看远处物体时成像于视网膜前,导致看远处时视物模糊;而远视眼则多是由于眼轴过短或者角膜或晶状体曲率偏小,看近处物体时成像于视网膜后,导致看近处时视物模糊。这两种情况都被称为屈光不正,通过光学镜片矫正可以获得正常的视力(图 5-2)。

如果由于视觉发育异常引起视力水平低下或异常,会出现弱视、斜视等,矫治方法就比较复杂了,要通过一些视觉的训练来达到提高和康复视力的效果,有时还需要通过手术等方式解决。

另外,一些全身性疾病,如糖尿病会引起眼底黄斑病变,对视力造成不可逆的损伤。眼外伤,如角膜损伤也会对视力造成影响。

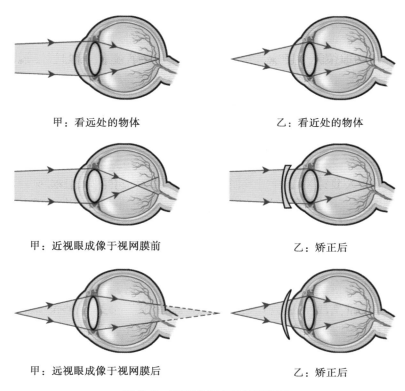

甲：看远处的物体　　　　　　　　乙：看近处的物体

甲：近视眼成像于视网膜前　　　　乙：矫正后

甲：远视眼成像于视网膜后　　　　乙：矫正后

图 5-2　眼屈光状态及光学矫正

　　观看环境也会对人的视力产生影响。在昏暗的灯光下、坐车或者走路时看书，都会造成视物模糊，长时间在这种环境下看东西，非常容易造成眼睛疲劳，进而影响到视力水平。

4. 近视的危害

　　国家卫生健康委员会最新发布的青少年健康数据显示：2020 年我国儿童青少年总体近视率为 52.7%。其中 6 岁儿童为 14.3%，小学生为 35.6%，初中生为 71.1%，高中生为 80.5%。近视低龄化问题突出，2020 年各地 6 岁儿童近视率均超过 9%，最高可达 19.1%。小学阶段近视率攀升速度较快，从小学一年级的 12.9% 快速上升至六年级的 59.6%。平均每升高一个年级,近视率增加 9.3%。近视已经成为影响儿童青少年健康的重大隐患。

视物模糊是近视最主要的症状,然而除了视力问题之外,近视还会造成眼睛干涩、疲劳感,注意力不集中、头晕等症状,影响孩子的学习状态和学习质量。其次,近视会对孩子日常生活以及参加交际、旅游、户外运动、艺术表演等造成诸多不便,尤其是一些对抗性运动,考虑到安全等问题,近视的孩子无法参与,会对孩子的身心健康造成负面影响。另外,很多专业对视力水平是有严格要求的,每年的高考中,都有大批考生因为近视被所报专业拒之门外。如,任何一眼裸眼视力低于 1.0 者,海洋运输、民用航空、海洋捕捞、渔业、刑侦专业不可报考;任何一眼裸眼视力低于 0.8 者,军事院校类指挥、潜艇、坦克、测绘专业不可报考;任何一眼矫正视力到 1.0 镜片度数大于 400度,海洋技术、生物医学工程、飞行器制造工程不可报考,这些都会严重影响孩子的职业选择。除此之外,近视度数在 400 度以上的中高度近视者眼睛外形会发生变化,眼球突出、眼睑松弛,影响容貌。如果近视持续加深,尤其是 600 度以上的高度近视,多数会造成病理性近视,导致很多眼部疾病发生,如引起孔源性视网膜脱离、脉络膜病变、黄斑出血等一系列可能致盲的眼底疾病。此外,近视还会因为调节不足而带来隐性外斜视或间歇性外斜视,后者将会逐渐加重对孩子双眼立体视功能的损伤。

崔燕辉(首都医科大学附属北京儿童医院)
胡 燕 赵晓莺(中国电子技术标准化研究院)

第二节 近视的发生和发展

1. 遗传对近视的发生和发展具有重要作用

近视是内外综合因素造成的结果。遗传、环境、生活方式都对孩子近视的形成产生作用。

通过对家庭人员近视情况的大量统计和研究表明,凡是家中父母双方有近视者,其子女有近视百分比明显高于其他家庭。父母一方有近视者,子女近视率居中。父母没有近视者,子女近视发病率最低。专家们还通过公式计算出遗传因素在近视眼形成原因中约占65%。此外,近视的发病率还和人种有关,黄种人近视眼发病率最高,白种人中等,而黑人、爱斯基摩人中近视眼很少。

2. 近视的发病年龄

主要由遗传因素造成的近视,发病时间会比较早,有些孩子在幼儿期可能就已经是近视眼了。近视发生越早,形成高度近视眼的可能性越大。有些病理性近视眼在20岁以后还可能发展。

一般而言,孩子近视加深最快的阶段就是在视力发育的敏感期内(3~6岁),孩子视力下降初发年龄大多在10~15岁,半数以上集中于12~15岁。但近年来随着人们生活条件改善,电视和电脑的普及,线上教育和娱乐时间的增加,近视发病年龄有提早的趋势。

早期发现孩子是否发生了近视是很重要的,如果孩子在看电视的时候经常会不自觉地往电视跟前凑,看远处东西的时候喜欢侧头、眯眼,课堂上坐在后排的时候经常课堂笔记记不全,甚至影响学习成绩,出现上述情况时,父母就需要警惕了,这时候带孩子到医院进行视力检测是非常必要的,一旦儿童青少年的远视储备过早耗尽,就将步入近视。青少年近视后平均每年增长50~100度(小学阶段约100度,初中阶段约75度,高中阶段约50度),少数甚至增长100度以上。

3. 环境因素对近视的发展有一定的促进作用

遗传和环境因素对近视的发生都起了作用,好比是内因和外因的关系,遗传作为内因在近视发生中占决定作用,环境因素作为外因则通过内因起作用。当近视发生后,环境因素的影响更为显著,如户外阳光暴露的时间过短、近距离工作学习时间过久、学习工作时的不正确坐姿和眼睛与书本间注视距离过短、学习和工作环境照明度低等,都会使孩子近视的情况不断加重。

4. 近视的增长是不可逆的持续过程

近视发生以后,基本上不会自行消减,原因是孩子青少年近视中,90%以上都是轴性近视,即由于眼轴长度大于正常值而造成的近视。轴性近视的增长是伴随眼轴长度的增加而增长的,在青少年生长发育的过程中,眼轴不断增长,而眼轴一旦增长就不会再缩短。因此通常情况下,轴性近视造成的近视度数增长一直要延续到18~20岁才会基本停下来。另一方面,每个孩子的近视的进展跟很多因素有关,比如父母的遗传、是否高度近视、是否保持了良好的用眼卫生习惯、户外阳光暴露的时间长短、近距离伏案工作和学习时间长短等,因此每个孩子最终近视进展到什么程度基本上是不能预测的。

崔燕辉(首都医科大学附属北京儿童医院)

第三节　近视的矫正和治疗

1. 发生近视怎么办

严格来讲,轻度到中度的近视不能算是疾病,只不过是人类在适应学习工作过程中造成的一种屈光状态,只有超过600度的高度近视产生了眼底等方面的病理变化才属于疾病。

如果孩子发生了近视,首先应该到正规医院进行科学散瞳验光,医生会根据孩子年龄、视力情况和近视度等信息进行指导,然后孩子应遵从眼科医生的医嘱接受适当干预。配镜是最基本也是最经典的干预方式,现在已经有多种方案,可根据孩子的不同需求进行选择,比如角膜塑形镜、多焦点软镜、近视离焦镜等都有各自的适应证和使用规范。

2. 科学配镜才能起到矫正视力的作用

现代医学对近视的界定是,经过科学的睫状肌麻痹条件下检影验光所得的近视度达到或超过 50 度即为近视,理论上超过 50 度的近视是需要戴镜矫正的。但是不同的孩子眼睛的调节能力存在较大差异,因此,在采用严格的睫状肌麻痹散瞳验光的基础上,对于小于 100 度的早期近视的孩子,要根据具体情况来考虑是否配镜:如学龄前儿童近视在 50~100 度的,如果能够让孩子充分休息,增加户外阳光暴露时间,避免各种电子产品和近距离学习,也可以暂时不戴眼镜,一部分孩子的近视状态可以有所改善;而对于学龄儿童,同样是 50~100 度近视,由于学习任务较多,如果存在看不清黑板的情况则需要及时配镜屈光矫正,在看远处时戴镜,看书写字时可以不需要戴眼镜。如果近视超过 50 度,孩子年龄已经超过 8 岁,可以尽早采用戴框架眼镜、验配角膜塑形镜等方式,达到既能获得良好屈光矫正又能控制近视发展的目的。

3. 验光的时候是否一定要散瞳

散瞳验光是针对特定群体的一种验光方式,大多适用于儿童青少年。儿童青少年,睫状肌的调节能力较强,调节作用可使得晶状体变凸,屈光力增强,从而容易形成调节紧张的假性近视,所以需要通过散瞳来放松调节,从而得到一个准确的屈光度数,排除过度调节对验光结果的影响。也就是说,散瞳验光是在普通验光不能准确获得验光结果时所采取的一种措施。

一般散瞳验光适用于以下情况:

(1)初次验光的、怀疑是假性近视的、视力不稳定的或者有内斜视的儿童青少年。

(2)眼底和屈光间质检查均正常但视力较差的,以及比较复杂的屈光不正者。

4. 散瞳验光是否存在危害

散瞳验光只会有正常的、短暂的视近障碍和畏光现象,一定时间后即可恢复。散瞳验光本身没有副作用,仅有极少数人可能会对散瞳(睫状肌麻痹)药物过敏。当使用阿托品作为睫状肌麻痹药物进行散瞳验光时,年龄越小的孩子越容易出现阿托品的全身副作用,如面色潮红、心跳加快、口干舌燥,有些低幼儿童可能会出现短时发热症状,通过点药时适当按压泪囊区可以减少这些副作用的发生,同时建议散瞳后注意保护眼睛免受紫外线伤害,出门戴好防护眼镜。

散瞳验光是为了获得更准确的验光结果,便于医生制定下一步的近视矫正方案以及双眼视功能训练方案等。一般经过医生的初步检查,就可以确定是否需要做散瞳验光。

5. 角膜塑形镜需要科学选配和使用

角膜塑形镜是当下炙手可热的近视控制方法,受到很多父母的追捧,但作为一种近视矫治方式,不应该夸大它的作用。首先,戴角膜塑形镜是为了控制近视进展,而并非治愈近视,戴角膜塑形镜后白天视觉清晰的效果只是暂时的,需要长期配戴才能维持;其次,戴了角膜塑形镜,孩子近视度也不是完全不再进展,只不过比戴普通框架眼镜的孩子近视度发展得慢一些;最后,角膜塑形镜的近视控制作用也是因人而异,文献报道它的近视控制最大效力能够达到63%,并非100%。因此不是戴了角膜塑形镜就万事大吉了,还需要注意孩子的用眼卫生,通过增加户外活动时间和减少近距离用眼时间来减少近视增长。最后还要注意,有些孩子可能还合并有其他眼底病变和全身病变,需要定期对眼底进行检查。

6. 药物对近视的作用仅限于减缓近视发展

采用药物控制近视发展方面,目前能够被严谨科学方法证明的具有明显近视控制作用的药物是阿托品,而不同浓度的阿托品对近视的控制效力也是不同的。一般认为浓度越高近视控制作用越好,但停药后的近视反弹也会更严重。经过科学研究比对发现,在众多不同浓度的阿托品滴眼液中,0.01%的低浓度阿托品滴眼液在具有比较好的近视控制作用同时,其停药后的反弹效应也最低。但是,不是所有近视孩子使用低浓度阿托品都有效,有部分孩子对阿托品药物本身过敏,还有一些孩子次日早上会有明显的畏光和调节障碍,这些孩子就不适合使用低浓度阿托品。采用药物作为近视矫治手段时,必须严格按照医生的要求使用。

7. 手术矫治不是近视的终极解决方案

随着医学技术的发展,近视手术技术也在不断进步。目前几种安全可靠的近视矫治手术包括全激光 smart 手术、微创全飞秒手术、半飞秒手术(飞秒全激光手术)和 ICL 晶状体植入术。但是无论哪种手术方式,都有适应证和禁忌证,存在术中风险,手术后也会有一定的行为限制(比如,不能进行蹦极、举重等运动),日常生活中也会有一定比例的患者出现副作用(比如眼干燥症),因此,手术矫治近视并不是一个"一揽子"解决方案。

另外,近视屈光矫正手术只适合 18 岁以上、近视停止进展 2 年以上的成年人,对于儿童青少年,因为他们的近视度还在不断进展中,因此不适合做近视屈光手术。只有一种特殊的情况:即一只眼超高度近视造成单眼屈光参差性弱视,通过其他方法难以改善视力,同时无法控制近视进展的时候,可以考虑对高度近视眼进行屈光矫正手术,以此达到使双眼视力平衡,纠正弱视和控制近视进展的目的。

崔燕辉　李　莉(首都医科大学附属北京儿童医院)

第四节　近视的预防和控制

1. 重视护眼黄金期

近视是否会发生,受遗传因素和环境因素的共同作用,预防和控制近视的发生、发展,可以从形成良好生活习惯和用眼习惯等方面来努力。

0~6岁是孩子视力水平形成的关键阶段,从降低近视发生的角度出发,一定要重视6岁之前的近视预防,不应过早进行早教和智力开发。尽可能增加户外阳光暴露时间,尽量减少近距离学习时间,不过早接触手机等电子产品,这样做会大大减少孩子近视的发生。有科学研究显示,一定时间的户外阳光暴露是预防近视发生的重要因素,每天保证有3小时以上的户外阳光暴露时间,是降低0~6岁孩子发生近视非常有效的手段。

2. 养成健康的用眼和生活习惯

预防近视的关键在于尽可能减少近距离学习和工作的时间。美国视光学会提倡的"20-20-20"原则,即伏案工作或学习20分钟要起身眺望20英尺(6m)以外的景物至少20秒,这不仅是科学预防近视的方法,也是近视人群尽可能延缓近视进展的方法。除此之外,纠正不正确坐姿、保持正确的眼与书本间阅读距离、改善学习环境光线;在饮食方面做到均衡营养,避免过多摄入甜食,因为甜食摄入过多可以使巩膜硬度降低,从而使眼轴更容易增长。这些健康的用眼习惯和生活方式只要长期坚持,都对控制近视进展速度大有裨益。

3. 定期检查视力,早发现早干预

定期检查视力,关注孩子视力水平的变化,及早发现异常,对于控制近视的发展是至关重要的。已经出现近视情况的儿童青少年应当及时到专业眼科机构就诊,专业的医生会根据孩子近视的程度采取必要的措施来控制减缓近视发展,比如验光配镜、验配角膜塑形镜、局部长期使用低浓度阿托品滴眼液点眼等,都可以减慢近视发展速度。

目前大多数孩子近视都是轴性近视,儿童青少年正处于生长发育期,近视伴随眼轴增长是随着年龄递增的,直到身体发育停止才结束。因此,早发现、早干预,虽然不能完全阻止近视的发展,但是可以最大限度地减缓近视度数的增加。

4. 高度近视的孩子需要额外关注

高度近视（近视度在 600 度以上）的孩子最重要的是要注意保护眼睛不受伤害，因为他们比其他孩子的眼睛更脆弱，过高的近视度同时会伴有眼轴过长，这会带来很多病理方面的变化，比如周边部视网膜变薄，缺少血液供应而局部萎缩变性，甚至出现裂孔，玻璃体液化，玻璃体对周边视网膜造成牵拉，在剧烈运动或眼球受到撞击的时候尤其容易造成视网膜裂孔而导致视网膜脱离。因此，高度近视的孩子要注意避免剧烈运动，特别是对抗性运动，眼前突然出现的黑影以及闪光感不要忽视，一定要及时到医院检查。有些高度近视本身就合并有某种眼底疾病，比如家族性渗出性玻璃体视网膜病变、马凡氏综合征、Stickler 综合征等，这些都需要进行定期规范的眼底检查，尽早发现问题，及时治疗。

5. 重视近视伴生的其他眼部问题

近视的孩子除了关注视力以外，还需要注意近视的孩子多数合并有外斜视，包括隐性外斜视和共同性外斜视。隐性外斜视由于斜视度较小，对双眼立体视功能破坏较小，多数可以不予处理，当其严重影响双眼融合功能和造成视觉疲劳影响学习的时候，也是要采取措施加以干预的，比如进行融合功能训练以及手术治疗等；对于显性的共同性外斜视，由于其多数情况下会对双眼视功能造成永久性破坏，因此在合理验光配镜和戴镜基础上要适时考虑手术治疗。

6. 近视预防与控制的家庭管理

了解儿童青少年视力发育规律，建立科学育儿新理念。

（1）0~6 周岁阶段，重视护眼黄金期。

- 多参加户外活动，保证每日户外活动时间 2 小时以上。
- 尽量避免接触和使用手机、电脑等视屏类电子产品。
- 学龄前幼儿在近距离注视场景下，距离应保持 50cm 以上。

对于学习钢琴等乐器的孩子，琴谱字体要尽量大，保证练习时环境光照亮度,每次连续练习时间不超过 20 分钟。

- 保证充足睡眠、注意膳食营养均衡。

- 在新生儿健康体检时就要进行视力筛查;3 岁后每 3~6 个月定期监测视力和屈光发育情况,发现异常应及时就诊。

(2)6~12 周岁阶段,培养健康用眼习惯。

- 多带孩子到户外活动,鼓励孩子养成运动习惯。

- 学习场所要保证充足的光照亮度,光线不足时,应使用台灯,桌椅高度要与孩子的身高和坐高匹配并及时调整。注意标准读写姿势与习惯,做到书本离眼睛一尺、胸口离桌一拳、握笔手指离笔尖一寸(图 5-3)。不要让孩子躺在床上或沙发上看书,不要在摇晃的车厢内看书。

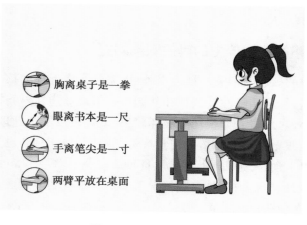

图 5-3　标准读写姿势

- 严格控制视屏类电子产品使用时长。

- 选择适当的阅读材料,图画和字体不宜过小,尽可能选择哑光纸质读物。

- 控制孩子连续学习时间,低年级孩子每次连续读写不超过20 分钟,高年级孩子每次连续读写不超过 30 分钟。

- 保证充足睡眠,注意膳食营养均衡。

- 每年应进行 2~4 次视力检查，发现异常及时就诊。
- 孩子一旦出现视力下降，应到正规的医疗机构就诊，并遵从医嘱进行科学干预和矫正。

（3）12~18 周岁阶段，主动参与爱眼护眼。

- 加强体育锻炼，多参加户外活动，及时调整压力。
- 控制持续阅读和书写的时间，每次连续读写尽量不超过 40 分钟。
- 尽量使用大尺寸的屏幕并保持 50cm 以上的注视距离，控制视屏类电子产品使用时长，遵循"20-20-20"法则，观看电子屏幕 20 分钟后，抬头远眺 20 英尺外（约 6m）20 秒以上，鼓励孩子坚持做眼保健操。
- 每天保证 8 小时睡眠时间，注意营养均衡。
- 每年应进行 2~4 次视力检查，近视戴镜矫正后应定期复查，尽量每半年复查一次，控制近视发展，避免成为高度近视。

7. 加强健康教育，创造良好的学习环境

（1）为孩子们构建视力保护围栏

- 老师可结合学校日常活动，将近视防护作为一项基础教育内容，让学生了解视力健康的重要性，形成健康用眼的习惯。发现学生看黑板出现眯眼、歪头等情况时，及时与父母沟通，进行视力检查。
- 鼓励学生坚持做眼保健操，积极参加体育锻炼，增加户外活动时间。
- 尽量布置纸质作业，减少使用手机布置作业或要求学生利用手机完成作业。

（2）科学合理使用多媒体教学手段

- 根据教学内容需要合理使用电子产品，使用电子产品（如投影、平板显示设备、VR 设备等）辅助开展教学活动时，使用时长不要超过教学总时长的 30%。
- 制作多媒体课件时，尽量选择较大的字体，使用较大的行间距。

●　定期检查教室照明设备、多媒体教学设备状况,确保照明条件良好、多媒体设备工作状态正常。适当调节显示设备亮度,既要确保教室后排的学生能够看清屏幕,又要避免亮度过高造成学生眼睛干涩等不适。

崔燕辉(首都医科大学附属北京儿童医院)
赵晓莺(中国电子技术标准化研究院)

第六章　爱护牙齿 从小做起

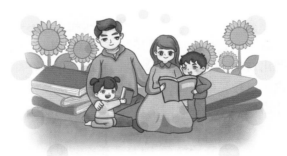

第一节　牙齿与健康

1. 牙齿的组成和功能

牙齿是指人和动物嘴中具有一定形态的高度钙化的组织，有咀嚼、帮助发音和保持面部外形的功能。牙齿是人体最坚硬的部分，从外形观察，牙齿是由牙冠、牙颈、牙根 3 部分组成的。从剖面观察，牙齿由牙釉质、牙本质、牙骨质和牙髓 4 部分组成。根据牙齿的形态又可分为切牙、尖牙、前磨牙和磨牙，切牙的功能是切断食物，尖牙能穿刺和撕裂食物，前磨牙能协助撕裂并捣碎食物，磨牙则能磨细食物。

2. 乳牙和恒牙

人的一生有 2 副牙齿，根据萌出的时间和形态不同，分别称为乳牙和恒牙。首次长出的称为"乳牙"，有 20 颗，乳牙约在出生 6 个月前后开始萌出，在两岁半左右也就是幼儿期乳牙就全部都萌出了，乳牙要在口内维持较长的时间，几乎是孩子整个生长发育期，如果在幼儿时候乳牙出现问题而不及时治疗，不但会影响幼儿消化功能，还会影响到牙根尖下面的恒牙胚的发育。

儿童从 6 岁左右开始换牙，随着乳牙逐渐脱落，后续恒牙相应萌出，6~7 岁第一恒磨牙（也叫六龄牙或六龄齿）萌出，这是人一生中萌出的第一颗恒牙，它并不替换任何乳牙，作为恒牙，它是不可再生的，也就是说这颗牙齿掉下后不会有新牙重新长出来，即这颗牙要从 6 岁开始，伴随人的一生，因此是恒牙中非常重要的牙齿；到 12 岁左右，乳牙全部被恒牙所替换，替牙期正式结束；约在 18 岁以后萌出第三恒磨牙（也叫智齿），也有人终身第三恒磨牙不萌出，因此恒牙共有 28~32 颗（图 6-1）。

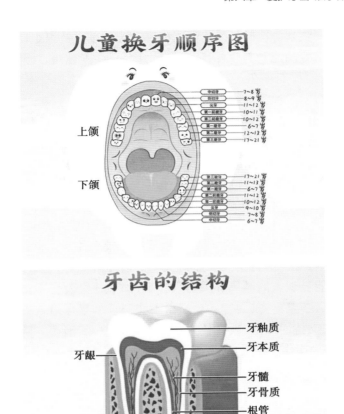

图 6-1 儿童换牙顺序和牙齿的结构

3. 牙齿与健康

牙齿健康和身体健康息息相关,如果牙齿患病就会影响正常的进食,导致营养不良甚至是睡眠不足,时间长了就会使身体素质下降,从而降低机体对疾病的抵抗力和免疫力,让疾病侵袭身体。比如龋病、牙周疾病等会破坏牙齿硬组织和牙齿周围支持组织,除了影响咀嚼、说话等功能和美观外,还会导致社会交往困难和心理障碍。口腔慢性炎症长期存在,尤其是牙周炎等可促进某些全身疾病的发展如冠心病、糖尿病等,危害全身健康,影响生命质量。

口腔健康是全身健康的重要组成部分,2007年世界卫生组织提出口腔疾病是一个严重的公共卫生问题,需要积极防治。世界卫生组织制订的口腔健康标准是:无口腔颌面部慢性疼痛、口咽癌、口腔溃疡、先天性缺陷如唇腭裂、牙周(牙龈)疾病、龋病、牙齿丧失以及影响口腔的其他疾病和功能紊乱。

牙齿不仅能咀嚼食物、帮助发音,而且对面部的美也有很大影响。由于牙齿和牙槽骨的支持,牙弓形态和咬合关系正常,才会使人的面部和唇颊部显得丰满。而当人们讲话和微笑时,整齐而洁白的牙齿,更能显现人的健康和美丽。相反,如果牙弓发育不正常,牙齿排列紊乱,参差不齐,面容就会显得不协调。如果牙齿缺失太多,唇颊部失去支持而凹陷,就会使人的面容显得苍老、消瘦。所以,人们常把牙齿健康作为衡量美的重要标志之一。

4. 牙齿健康的标准

判断牙齿健康主要有以下几个标准。

(1)整齐洁白:一般判断牙齿好与坏的第一步是通过外表观看,牙齿整齐洁白说明牙齿在生长的过程中没有出现异常,同时说明牙齿的日常清洁和保护做得好。牙齿整齐的人在咀嚼食物时并不会有塞牙的问题,也就降低牙周炎发病概率。

(2)口腔没有异味:口腔异味会对人的交际造成不良影响,牙龈炎、口腔溃疡等会使口腔有难闻的气味。因此,口腔没有异味说明口腔的清洁卫生做得好。

(3)没有龋齿:在吃东西时经常塞牙,并且动不动会牙齿疼痛,有可能存在龋齿,有些牙齿内部有肉眼看不见的龋洞,需要通过医生详细检查才能观察出来。

(4)牙龈颜色呈淡粉红:牙龈颜色能反映出牙龈的健康程度,

如果存在牙龈疾病,牙龈大部分会以深红的状态显现出来,甚至会有暗紫色,如果牙龈呈现健康的粉红色,一般表明牙龈健康,没有异常。

(5)不会酸痛:当牙齿敏感时,吃到过冷过热的食物,会有牙齿酸痛,有可能是因为龋齿,也有可能是牙釉质受损导致。

第二节　龋齿的危害

1. 什么是龋齿

龋齿俗称蛀牙、虫牙,是牙齿在以细菌为主的多种因素作用下,逐渐发生牙齿硬组织的无机物脱矿、有机物分解,进而造成牙体硬组织发生破坏的一种疾病。龋齿是口腔的常见病和多发病,现在已被世界卫生组织列为人类重点防治的三大疾病之一。患龋后不仅引起儿童疼痛,而且影响食欲、咀嚼和消化功能,对生长发育造成不利影响,甚至危害到儿童的身心健康。龋齿如不及时治疗,会继发牙髓炎和根尖周炎,牙槽骨和颌骨的炎症,甚至诱发诸如风湿性关节炎、心脏病、肾炎、心内膜炎等全身性疾病,严重危害健康。我国非常重视龋齿的防治工作,1989 年,由卫生部、国家教委等部委联合签署,确定每年的 9 月 20 日为全国爱牙日。每年的爱牙日都设有主题,旨在进一步强化公众对口腔卫生的关注,普及口腔卫生知识,使广大群众了解口腔疾病可防可治。

从世界范围来看,各国患龋水平悬殊。第四次全国口腔健康流行病学调查发现,我国儿童患龋呈快速增长趋势,其中 5 岁年龄组乳牙患龋率为 71.9%,比 10 年前上升了 5.9%;12 岁年龄组恒牙患龋率为 38.5%,比 10 年前上升了 9.6%。乳牙龋好发于第一、二乳磨牙,恒牙龋好发于第一、二恒磨牙,尤其是第一恒磨牙(俗称"六龄齿")。因此,如何有效预防和及时治疗龋齿,特别是向儿童青少年宣传正确的刷牙方法,仍将是我国学校卫生口腔防治工作的重点。

2. 龋齿是如何发生的

导致龋齿发生的因素很多,目前公认的 4 个主要因素包括口腔致病菌、蔗糖等糖类食物、敏感宿主以及有足够的作用时间,此即龋齿病因的四联因素理论。

(1)细菌因素:细菌是多种因素中的主要生物因素,致病菌主要是变形链球菌等。

(2)宿主因素:宿主的易感性主要是患者的牙齿、唾液环境等因素,还有口腔卫生习惯等。

(3)食物因素:碳水化合物是口腔微生物进行合成分解代谢的能源。

(4)时间因素:龋齿是慢性硬组织破坏性疾病,要有一定的时间才能形成。致病菌导致碳水化合物产酸,有机酸作用于牙齿表面,经过一定的时间,引起牙齿有机物溶解、无机物脱矿,牙体被逐渐破坏,形成龋洞。

细菌是龋齿发生的必不可缺因素,口腔中的主要致病菌为变形链球菌,其次为某些乳酸杆菌和放线菌。牙菌斑是由黏附在牙面上的细菌和糖类食物残屑形成的斑垢,细菌在牙菌斑深处产酸,酸逐渐腐蚀牙齿,使牙齿脱钙、软化,造成组织缺损而形成龋洞。因此,控制牙菌斑是防龋的重要环节。

膳食营养对牙齿健康有重要作用。糖类是细菌进行代谢和形成牙菌斑的物质基础,其中糖类在龋齿发生过程中起着重要作用,碳水化合物(尤其蔗糖)是主要的致龋食物,睡前吃糖、饮含糖饮料更易于致龋。宿主抗龋能力与牙齿本身如牙齿的形态结构、排列组成及唾液的流量和流速、营养状况等都有关。

龋齿是慢性硬组织破坏性疾病,发生龋齿的牙齿,其硬组织发生颜色、形态和质地的改变,龋坏早期一般没有疼痛不适的感觉,只有在医生检查时才可发现牙面上有黑点或白斑;进一步发展就可形成龋洞,遇酸、甜、冷、热等刺激时会感到疼痛不适;严重时由冷、热刺激引起的疼痛十分明显,这是一个缓慢的逐步发展的过程。如果在这个过程中龋齿没有得到及时治疗,最后导致牙体被破坏变成残冠、残根、最终导致牙齿丧失,造成严重的咀嚼困难。

整个儿童青少年生长过程是乳牙、恒牙患龋的敏感期,这提示相关部门在学校组织开展口腔预防保健工作时,要考虑这些特点,合理、科学地安排和管理学生口腔疾病防治工作。

3. 龋齿的危害

龋齿不仅危害牙齿,还对全身的健康有危害(图 6-2),那龋齿会带来哪些具体的危害呢?

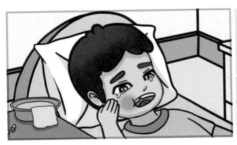

影响生活
经常疼痛易影响
家庭生活和学习
让人意志消沉

波及邻牙
疼痛加剧导致
整颗牙齿烂掉
还会让邻牙
变成蛀牙

继发感染
蛀牙引起的囊肿、
牙髓感染等可诱
发肾炎、脓疱疮等

牙齿缺失
当整个牙冠
龋坏后无法
修复,只能拔除

图 6-2　龋齿的危害

(1)影响生长发育:龋齿疼痛,以及乳牙龋坏早失,会影响进食,导致咀嚼功能降低,胃肠消化吸收减弱,造成机体营养不良,生长发育受到影响。另外,乳牙龋坏会影响恒牙胚的发育,影响恒牙萌出。

(2)引起感染性疾病:龋坏部位易积聚大量的细菌和食物碎屑,容易致使邻近的牙齿发生龋坏。牙齿龋坏后剩余的残根残冠会对口腔黏膜造成损伤,引发口腔黏膜病变。龋齿引起根尖周围感染时,往往成为感染病灶,造成全身性感染,与此有关的疾病有关节炎、肾炎、心肌炎、长期低热等。

(3)龋齿引起的根端肉芽肿、囊肿、牙髓感染等完全可成为感染病灶:在过度疲劳、感冒等身体抵抗力降低时,可诱发肾炎、风湿热、扁桃体炎、脓疱疮、猩红热、败血症等。研究表明有深度龋齿、残根、牙槽脓肿的儿童,81%出现局部淋巴结肿大,尤其是颌下淋巴结肿大。在龋齿治疗后,70%的肿大淋巴结可以消退。

(4)部分患龋齿儿童的口腔温度较正常儿童高:血中白细胞总数升高,血沉增快,红细胞减少,血色素低下,血清总蛋白改变。龋齿治疗后则恢复至正常,但血清总蛋白短期内改变不大,因此,当孩子出现不明原因的低热、贫血、白细胞升高和血沉增快时,不妨首先进行口腔检查。

(5)造成心理障碍:婴幼儿期是儿童学习语言的时期,完整的乳牙列有助于孩子掌握正确的发音。龋齿没有及时治疗会导致牙齿缺失,不但影响牙齿的美观而且还会影响颌面部的发育。龋齿和牙齿早失不仅会导致孩子发音不清,有些孩子会因为严重的龋齿,羞于开口,这样对孩子的心理发育很不利。

4. 预防龋齿的有效方法

(1)养成良好的口腔卫生习惯:饭后漱口,每天至少2次有效的刷牙,采用正确的刷牙方法。牙缝间容易滞留软垢和牙菌斑,可选择牙间刷或者牙线清洁牙缝。每次刷牙后可选择牙线,能清除牙龈乳头处和邻面间隙的食物残渣。减少糖的摄入,如蔗糖、含糖的饮料,尤其是碳酸饮料,减少酸性物质在口腔中停留的时间,减少餐间零食和睡前零食。避免吃过硬的食物,以减少对釉质的磨耗。多摄入一些富含钙、无机盐等营养的食物。应加强体育锻炼和户外活动,接受足够的日光,促进身体和牙齿发育,增强抗龋能力。另外,建议洗牙的频次是每年1~2次,通过洗牙能去除牙结石。若牙齿畸形或者不整齐,可通过正畸的方式来调理,不仅能拥有整齐牙齿而且易保持口腔卫生。

(2)定期开展口腔检查:每半年到1年进行1次口腔健康检查,如果发现问题可以及时处理,从龋齿的发病因素来看,一般的龋坏过程都需要足够的时间,所以要做到早发现、早诊断、早治疗。

(3)儿童口腔局部用氟:除了每天使用含氟牙膏外,还可以局部用氟,即将氟化物直接用于牙表面,通过局部作用预防龋齿,常用的方法有含氟涂料、含氟凝胶、含氟泡沫 3 种,建议每年涂氟1~2 次。

(4)实施窝沟封闭术:窝沟封闭是世界卫生组织推荐的另一重要防龋措施。牙面的窝沟点隙,特别是磨牙的咬合面的窝沟,是釉质发育的薄弱结构,易窝藏口腔细菌并在其中形成菌斑,而且极难清洁,故最易发生龋齿。窝沟封闭是利用合成高分子树脂材料的强大防酸蚀能力,将点隙裂沟封闭,起到隔绝口腔致龋因素侵害窝沟的作用,就像给牙齿穿了一件"保护衣"。封闭乳磨牙宜在 3~4岁,封闭第一恒磨牙宜在 6~7 岁,封闭第二恒磨牙宜在 12~13 岁进行。

(5)及时修补缺失牙齿:若牙齿长时间缺失,不仅影响正常咀嚼功能,而且引起面部发生改变,不管失掉多少牙齿都要及时修补。选择正规医院修复牙齿,修复牙齿后要选择合适的假牙稳固剂,能延长假牙的使用时间。另外,活动假牙每天早晚要仔细清洗,饭后及时摘下假牙清洗,尽量选择软毛牙刷蘸取适量的清洁剂刷洗。

(6)选择合适牙膏:牙膏能增加刷牙的摩擦力,去除黏附在牙齿上的残渣、牙菌斑和软垢,能减轻口腔异味。在牙膏中加入有效成分,如抗菌药物、氟化物或者抗过敏的药物,能减少牙菌斑,防止龋齿产生,抑制牙结石生成,抗牙齿敏感等。

第三节　儿童常见口腔疾病防治

1. 龋齿

龋齿治疗的目的在于终止病变进程。药物治疗一般用于浅龋,在磨除龋坏的基础上,应用药物抑制龋病发展。充填技术是在去除龋坏组织后使用充填物如玻璃离子、树脂等,按一定要求将龋洞充填以恢复牙齿的固有形态和功能。

2. 牙龈炎

牙龈炎表现为刷牙和咬硬物时牙龈出血、牙龈肿胀、口腔异味等,当孩子在刷牙和咬苹果时有出血,提示父母,孩子牙龈出血,可能患有牙龈炎,出血是牙龈炎的临床表现之一。牙龈炎是儿童青少年中最常见的牙周组织疾病,与局部菌斑过度聚集相关,预防和治疗牙龈炎最有效的方法是有效刷牙清除牙菌斑。在出现牙龈出血后,应更注意刷牙,可在出血部位稍微多放些牙膏,轻柔地反复多刷几次,并结合使用牙线彻底清除该处牙菌斑。如果坚持做好口腔卫生一段时间后出血未消失,则应及时到医院就诊处理。如果有局部促进因素,包括牙齿排列不齐、口呼吸等,治疗时应首先祛除局部诱发因素;如果与全身因素关系密切,包括激素水平变化、全身疾病的口腔表现,则应尽力治疗全身疾病,促进激素水平趋于稳定。

3. 牙髓病和根尖周疾病

牙髓病和根尖周疾病是儿童口腔疾病的多发病、常见病,通常是由未及时治疗龋齿不断破坏,进而累及牙髓和根周区域所致。临床表现以牙痛、局部肿胀为主,偶尔也可表现为皮肤窦道溢脓或肉芽增生,也有部分患儿的主观症状不明显,但在治疗龋齿时发现牙髓充血或坏死。

治疗儿童牙髓病和根周疾病,可选用间接牙髓治疗、部分牙髓切断、牙髓切断、牙髓摘除、根尖诱导成形等方法,对牙髓状态的准确判断决定了患牙的愈合,目前应用最多的判断标准是牙髓出血与否、能否止血,临床和 X 线片有无根周病损的表现。牙髓病和根周疾病的治疗传统模式为分次进行,特别对于有急性疼痛的患儿,首次为开放髓腔系统、建立引流通道,随后封入消毒药物,最后完成充填治疗。

4. 牙齿外伤

牙齿外伤是儿童群体中常见的口腔疾病,乳牙外伤常发生于2岁以后的幼儿,多为前牙,一般是由跌倒引起,外伤可能会把牙齿碰松、碰折、碰掉等,当伤及乳牙列时,牙齿以移位为主。乳牙外伤可能会影响以后恒牙的发育和正常萌出,若已经累及恒牙胚则应尽早拔除移位乳牙,脱位的乳牙无须再植。如发生乳牙的牙冠折断并累及牙髓,可根据患儿与父母的配合程度选择牙髓治疗或拔牙,如发生牙根折断且松动明显者,以拔牙为最适合的治疗方案。

同样,年轻恒牙外伤也是儿童口腔科的重要诊疗内容,治疗原则是尽可能保存生活牙髓,制订治疗计划时从最保守的方案开始选择,对牙髓没有暴露且就诊及时的牙冠折断病例可采用间接盖髓治疗,根据患儿的需要进行牙冠形态的修复重建。如果牙髓因冠折暴露,就诊及时者可采用部分牙髓切断治疗;如果患者未能及时就诊,可根据止血的情况采用牙髓切断治疗;如果牙髓已经坏死,病变累及牙根尖区域,则应采用根尖诱导成形治疗。牙根折断部位不同,治疗方案也有差异。发生移位的恒牙应及时复位,有异常松动者需要夹板固定,脱位的恒牙应当尽快再植,以减少牙根吸收的发生率。

牙齿是不可再生的硬组织,如果受伤后出现牙龈出血、牙齿裂纹、折断、松动、移位,都应立即到具备执业资质的医疗机构就诊。儿童参加体育活动和游戏时,最好穿胶底防滑的旅游鞋、运动鞋。在进行滑板、滑轮等高速度、高风险运动时,应戴头盔、牙托等防护用具,减少牙齿受伤的风险。如果不幸整个牙齿脱落了,要尽快找到牙齿,用手捏住牙冠部位用凉开水或自来水冲洗掉牙表面的脏东西,但千万不要刷、刮牙根部,然后将冲洗干净的牙齿放回到牙槽窝中;也可以将牙齿泡在新鲜的冷牛奶、生理盐水或含在口腔内,迅速到医院就诊。牙齿离开口腔的时间越短,再植成功的可能性越大,最好在30分钟内治疗。

5. 牙齿错颌畸形

牙齿错颌畸形这个词，大家可能很陌生，但是下面这些词应该不陌生：龅牙、地包天、牙齿排列杂乱无章等。对，这些都是牙齿错颌畸形。

上颌骨发育不足和遗传等先天因素是前牙反咬合（俗称：前牙"地包天"）的病因，不良的喂奶姿势和儿童不良的口腔习惯也可造成前牙反咬合。前牙反咬合可限制上颌骨发育，导致下颌过度前伸，造成颜面中部三分之一凹陷，明显影响面貌，早期矫治可纠正或减轻面貌改变，取得相对好的治疗效果。乳前牙反咬合的最佳矫治时间为 4 岁左右。

正常情况下，刚萌出的 2 颗上前牙之间间隙较大，随着其他前牙的萌出，间隙会自动消失。如间隙过大或不能自动关闭，父母千万不可简单地用橡皮筋"勒小"关闭间隙，而应及时到医院就诊检查。通常在 12 岁左右，乳牙完全替换为恒牙，如果存在牙齿排列不齐等咬合畸形，可在此时期进行矫正，易达到良好的治疗效果。需要提醒的是，接受正畸治疗的儿童每餐后均应刷牙以清除菌斑和滞留的食物残屑，建议选择正畸专用牙刷和牙间刷清洁牙齿。

如何预防牙齿错颌畸形呢？儿童时期的口腔不良习惯与错颌畸形有着密切的关系。这些习惯的致畸过程是缓慢的，但往往得不到重视，因此父母就有必要掌握、了解这些不良习惯所造成的危害，及早纠正孩子的不良习惯。儿童口腔不良习惯有：吮指、咬唇、吐舌、口呼吸等，应尽早戒除，否则会造成上颌前突、牙弓狭窄、牙列拥挤等口颌畸形。如果 3 岁以上的儿童仍存在上述不良习惯，且不能通过劝导而戒除，应及时到医院诊治，通过适当的矫正方法，戒除不良习惯。对有口呼吸习惯的孩子，应检查其上呼吸道是否通畅，治疗扁桃体肿大、腺样体肥大、鼻甲肥厚等病症，及时纠正口呼吸。

6. 儿童口腔疾病的防治措施

（1）积极开展健康宣教：为普及口腔防治知识，增强口腔健康观念和自我口腔保健意识,相关部门和各医疗机构要紧紧围绕相关主题组织开展系列活动,比如"3·20"世界口腔健康日,"5·15"世界口腔正畸健康日,"9·20"全国爱牙日等,营造社会支持环境,宣传口腔保健知识,增强父母和孩子的口腔健康意识,促使公众养成良好的口腔卫生习惯,从而提高全民口腔健康水平。

(2)刷牙后睡前不再进食:人在睡眠期间唾液分泌量低,口腔的自洁作用差,如果刷牙后睡前再进食易患龋病和牙龈炎。此外,儿童应养成规律饮食的习惯,除每日三餐外,尽量少吃零食。健康的饮食结构和良好的饮食习惯是口腔健康和全身健康的基础,养成良好的饮食习惯会使儿童受益终身。儿童应注意平衡膳食,做到不挑食,特别是多吃蔬菜和新鲜水果等纤维含量高、营养又丰富的食物,这样,既有利于牙齿的自洁作用、不易患龋病,又有利于口腔颌面的生长发育,促使牙齿排列整齐,增强咀嚼功能。

(3)清洁口腔,从小做起:清洁口腔应从婴儿出生开始,婴儿出生之后,父母应每天用软纱布为孩子擦洗口腔。儿童从 2 岁左右开始学习刷牙,适合儿童的刷牙方法是"圆弧刷牙法",但此时儿童动手能力和四肢协调性较弱,父母可以帮助孩子用最简单的"画圈法"刷牙,其要领是将刷毛放置在牙面上,轻压使刷毛弯曲,在牙面上画圈,每部位反复画圈 5 次以上,前牙内侧需将牙刷竖放,牙齿的各个面均应刷到(图 6-3)。父母应每日帮孩子刷牙 1 次(最好是晚上),直到上小学,这样才能保证刷牙的效果。每天早晚刷牙,每次刷牙时间不少于 2 分钟。儿童应选用适合自己年龄的儿童牙刷,每 2~3 个月更换一次,当出现牙刷毛外翻或倒毛时,应及时更换牙刷,做到一人一刷一口杯。定期开展涂氟和窝沟封闭,给儿童牙齿穿上"保护衣",预防龋齿。

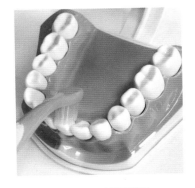

图 6-3 正确刷牙

（4）定期开展口腔检查，及时治疗口腔疾病：提倡儿童每 6 个月接受一次口腔健康检查，早发现、早诊断、早治疗。父母带孩子进行口腔保健和治疗时，一定要选择具备执业资质的口腔医疗机构就诊，这样才能保证好的医疗质量和严格的感染控制。当发现孩子有口腔不良习惯时应尽早戒除。乳牙期或乳恒牙替换期发现牙颌畸形应及时就医，由口腔医生检查、判断是否需要进行早期矫治。

李 莉　陈树昶（杭州市疾病预防控制中心）

第七章　安全第一　生命至上

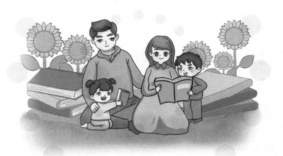

第一节　预防儿童意外伤害

1. 什么是意外伤害

意外伤害是指无目的造成的伤害,包括道路交通伤害、烧伤、中毒、坠落/跌倒、溺水、窒息、工伤、休闲娱乐伤害等。

2020年,国家卫生健康委员会统计信息中心发布的数据显示,意外伤害是我国1~19岁人群的第一位死亡原因,死亡率位于前2位的死亡原因分别是意外跌落和道路交通事故,其他意外伤害还包括溺水、意外中毒、火灾等。但是,现实生活中发生在儿童青少年身上的意外,只有极少数的意外才能算得上是真正的意外,而绝大部分意外的发生都有一定原因,并且是可以预测和预防的。预防意外伤害,首先应树立安全第一的意识。

2. 预防道路交通意外的发生

道路交通安全,一般来说包括行人道路、自行车道路交通安全;乘车、乘地铁、乘船交通安全等。无论涉及哪种道路交通,都可能存在一定的安全隐患,要预防交通意外的发生,以下的要点需要重视。

(1)认识交通标志和信号:无论是在机动车道路、行人道路还是自行车道路上,都树立着各种交通信号和标志。交通信号包括交通信号灯、交通警察的指挥、交通标线和交通标志。交通标志如警告标志、禁令标志、指示标志、指路标志、辅助标志等。

了解这些交通信号和标志的含义和规定,是保障我们在道路上安全通行的最基本要求和生活技能。例如,当人行横道上的信号灯亮起时,我们需要知道红灯代表禁止通行、绿灯代表准许通行,并且要严格遵守信号灯的指示,红灯时不能强行冲过马路。

(2)遵守交通规定

【行人应该注意的事项】

● 过马路时,行人要走人行横道、人行天桥或地下通道等行人过街设施,不要横穿马路、不要翻越道路中央的安全护栏等。

● 通行人行横道时,若有交通信号指示,须要按照信号规定通过。

● 行走在人行道上时,不要追逐打闹、玩耍游戏。

● 不要斜穿、横穿道路。

● 不要一边走路一边看手机。

● 不要一边走路一边听音乐。

● 多人通行时,应注意避免3人及3人以上并排行走而妨碍他人通行。

【乘坐公交车应该遵守的事项】

● 排队候车,按先后顺序上车下车,不要拥挤。

● 乘车时,要坐稳扶好。

● 乘车时,不要只顾着低头玩手机,避免车辆突然转弯、紧急刹车导致意外的发生。

● 乘车时,不要将头、胳膊、手等身体任何部位伸出窗外。

● 乘车时,不要向车窗外抛杂物。

● 乘车时,不要在车内喧哗、打闹。

● 携包上车时,注意拉好包的拉链,最好将包抱在身前,以防失窃。

● 下车时,要看清道路前后及两边的情况再下车。

【乘坐地铁应该注意的事项】

● 候车时,要特别注意列车与站台之间的空隙及高度落差。

● 候车时,站在安全线后。

● 不要在车门即将关闭时强行进入车内。

● 乘车时,不要只顾着低头玩手机,避免紧急刹车导致意外的发生。

【乘坐船舶应该注意的事项】

● 不坐不具备载客条件的船舶。

- 登船后,要遵守船上的安全规定,不要站在扶梯口,不要随意走动、不要在甲板边缘坐立,不要趴、爬护栏,登船后要在座位上坐好。

- 下船时,要等待船停稳并搭好架板后,根据工作人员的指挥按顺序下船。

【乘坐高铁应该注意的事项】

- 不要在站台边缘行走、坐卧等。
- 候车时,要站在站台的安全线外。
- 不要攀爬、坐靠轨道上停止的列车。
- 不要在车厢内奔跑、追逐打闹。
- 放置行李时,要将行李平稳地放在行李架上。
- 不要往铁轨上放东西、扔东西。

【乘坐私人交通工具应该注意的事项】

- 不乘坐超载的交通工具。
- 不乘坐没有驾照的人开的车。
- 不乘坐喝酒的人开的车。
- 上车系好安全带。
- 适龄儿童使用安全座椅[1]。
- 下车时,要看清道路前后及两边的情况再开门下车。
- 摩托车驾驶人及乘坐人员应当按规定戴安全头盔。

在道路交通安全方面,我国亦有相关的法律和条例,如《中华人民共和国道路交通安全法》《中华人民共和国道路交通安全法实施条例》等,我们可以根据自身的需求和学习能力进行相关法律法规的学习,这不仅有助于加强我们的道路交通安全意识,还可以提高我们预防道路交通意外发生的能力。

---

[1] 2021 年 6 月 1 日起施行的《中华人民共和国未成年人保护法》(2020 修订)明确规定:未成年人的父母或者其他监护人应当为未成年人采取配备儿童安全座椅、教育未成年人遵守交通规则等措施,防止未成年人受到交通事故的伤害。

3. 预防溺水意外伤害

溺水也称为淹溺,它是指在游泳时或者失足落水时发生的严重意外伤害。一般来说溺水的过程很快,在很短的时间内就能因呼吸心跳停止而导致死亡。因此,我们一定要提高防溺水安全意识,做到"六不""两会"和"四告诉"。

【六不】

- 不私自下水游泳。
- 不擅自与同伴结伴游泳。
- 不在无父母、教练或者教师带领的情况下游泳。
- 不到无安全设施、无救援人员的水域游泳。
- 不到危险水域玩水(如捞鱼、打水仗等)。
- 不擅自下水施救。

【两会】

- 发生险情会相互提醒、劝阻并报告。
- 会基本的自护、自救方法。

【四告诉】

- 出门之前告诉父母自己要去哪里。
- 告诉父母自己去做什么。
- 告诉父母自己和谁一起去。
- 告诉父母自己何时回,并遵守回家的时间。

同时,父母也要增加安全意识,切实承担孩子的监督、安全责任,并经常对孩子进行防溺水教育。

4. 预防居家意外伤害

在人们的观念里,家里应该是最安全的,但是根据医院急救门诊对儿童意外伤害的统计,52%的意外伤害发生在家里,主要原因之一是家庭环境中存在一定的安全隐患(图7-1)。

(1)居家安全隐患

- 桌椅或其他家具有硬角或尖锐边缘。

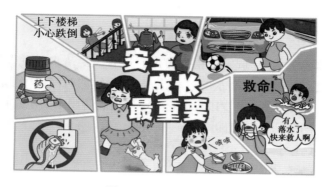

图 7-1 预防意外伤害

- 卫生间或淋浴盆边没有防滑地垫。
- 小物件随意、随地摆放。
- 加热电器、取暖器放置在孩子可及之处或者与易燃物品距离很近。
- 家中电线乱拉乱放；厨房中刀具等随意放在厨房操作台或儿童易取到处。
- 家中药品随意摆放或儿童易取到处。
- 随意摆放杀虫剂、洁厕灵等易发生化学品损伤或导致中毒的物品。
- 剪刀、剃须刀、菜刀等随意放置。
- 窗户没有防护措施。
- 热的食品或液体随意放在桌子的边沿。
- 灶具不使用时没有关闭燃气阀门。
- 手机充电线、电器电线外皮脱皮或裂开。
- 阳台高度太矮。
- 房门未使用安全门卡或门挡。
- 未使用的电源插座无防护等。

这些安全隐患有可能会引发火灾、触电、烫伤、跌倒/落、中毒、刀伤、撞伤等意外，因此要预防居家意外伤害的发生，消除家庭环境安全隐患首当其冲。

(2)居家安全注意事项

● 低龄儿童不要独自在家。

● 听到有人敲门先观察后询问,如果发现是陌生人,坚决不开门。

● 不要玩电,金属制品都是导电的,不要用手(特别是湿手)或导电物(如钉子、别针、铁丝等金属制品)去接触或插入电源、插座等。

● 不要在家里玩火、玩尖锐的工具。

● 不要将异物塞入身体的开口处。

● 不要将鸡蛋、金属餐具、纸餐盒、封闭的容器等放入微波炉加热。

平时,我们总说要养成良好的生活习惯,其实生活习惯也包括了我们日常生活中所需要遵守的安全规范、社会规范,而在良好的习惯养成过程中,我们既离不开学校的相关教育,更离不开家庭教育中父母的榜样作用和他们对孩子的及时引导。安全无小事,为儿童青少年提供安全的成长环境,需要国家、社会、学校、父母的保护和教育指导,但同时,我们自己在成长中建立的安全意识和收获的安全知识及相关技能才是我们预防意外伤害最有价值的护盾。

李佳洋 刘文利(北京师范大学)

第二节 预防校园暴力与欺凌

1. 认识到校园暴力与欺凌的危害性

校园暴力与欺凌是一种典型的攻击行为,是全球范围内的一种严重的安全问题。近年来,校园欺凌事件频发,全国各地区的学生安全问题均不容忽视。2018 年,最高人民法院根据 2015—2017 年刑事一审审结案件裁判文书,统计了将近 3 000 起校园暴力案件,发布《校园暴力司法大数据专题报告》。其中,11.59% 的校园暴力案件导致受害人死亡,这意味着,3 年间校园暴力致人死亡案件达 300 起左右,年均百起。我们必须认识到,欺凌事件无论是对欺凌者、受欺凌者还是旁观者都会带来危害。

(1)校园欺凌对受欺凌者的危害:欺凌行为使受欺凌者遭受严重的精神创伤和生理、行为不良反应。多数受欺凌者会出现紧张、焦虑、难过、害怕等不良情绪反应,出现头疼、肚子痛、尿床、抽搐、失眠、做噩梦、口吃等不良生理反应,出现少言寡语、逃学、自伤、自残等不良行为反应。严重者可能出现自杀行为。

(2)校园欺凌对围观者的危害:学生欺凌事件中的围观者也是欺凌行为的受害者,甚至是助长者。无论是哪一种类型的围观者都会同样因受到欺凌行为的刺激而产生不良心理反应。即便没有直接参与围观的学生,也会因听到事件的过程或看到欺凌的视频、图片而受到不良影响。有的学生会以某种方式推动甚至效仿欺凌行为。

(3)校园欺凌对欺凌者的危害:欺凌行为易助长欺凌者的攻击倾向,使得欺凌者形成攻击性、破坏性等不良人格,阻碍其与同学的正常交往。久之,会产生孤独、焦虑等消极情绪,增大其反社会行为发生的可能性。

与此同时,校园欺凌还会对学校氛围及家庭和社会产生危害。欺凌现象的存在与创建和谐文明的校园环境相冲突,影响正常教学秩序,使学校对部分学生来说成为一个不安全的地方,使学生对学校产生消极态度和行为,失去学习兴趣,影响全校的风气。同时,欺凌行为的发生也会对家庭和社会产生较大的负面影响,破坏家庭和谐,危害社会安定,形成不良社会风气。

2. 如何预防校园暴力与欺凌

校园暴力与欺凌对儿童青少年的危害如此之大,一定要预防并拒绝校园暴力与欺凌行为(图 7-2)。预防校园暴力与欺凌行为我们可以这样做。

(1)放下偏见——建立尊重、平等、包容、无歧视的价值观:歧视往往意味着一种内在的偏见,或者说是一种态度。当内心有歧视存在时,很可能会转化成对他人的排斥、不满甚至是欺凌行为。因此,我们在生活中要建立相互尊重和平等的价值观,认识到每个人都是独一无二的,尊重、接纳我们的同伴。

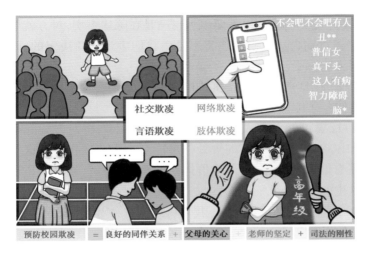

图 7-2 校园欺凌的常见形式和预防方法

(2)用恰当的方式表达自己——积极的情绪管理策略:当然,有时候暴力与欺凌行为的发生也可能不是由歧视带来的,而是由情绪的爆发引起的。如当跟他人之间有误会或者有负面情绪积压却没能找到合理的解压方式时,将负面情绪指向他人,以错误的形式表现出来。这种情绪处理策略一旦形成习惯,则转变为欺凌。我们可以通过学习建立积极的情绪管理策略,掌握积极的情绪表达方式、解压方式,以及有效的沟通方式。相信自己(以及在他人的帮助下)一定有能力找到合适的方式解决,而欺凌绝不是正确的选择!

(3)建立同理心——避免形成无意识的欺凌倾向:有时,一些欺凌者刚开始并没有恶意伤害对方,因此并未意识到自己正在欺凌别人,例如给别人起外号、开玩笑等。但长此以往,便会伤及别人的自尊,或者对别人造成欺凌的伤害。要避免使自己成为欺凌者,就要从一开始避免形成无意识的欺凌倾向。

3. 如何避免无意识的暴力与欺凌行为

避免形成无意识的暴力与欺凌行为,要学会尊重人与人之间的差异,不要以自己认为的标准来衡量、要求他人,不要自以为是地想"我只是开玩笑而已",也不要以为自己是在陈述事实,对方就应该接受。是否对别人造成身心伤害不是由我们主观想象决定的,而是取决于对方的感受。

那么,在日常生活中,我们如何判断自己的行为是否对别人造成了伤害呢?

(1)反思可能对别人造成伤害的行为:例如,将对方的隐私公之于众加以攻击、揭露对方的短处都可能对别人造成伤害。这些行为往往是有煽动性的,一旦形成群体性的嘲笑、揭短,就更容易让自己变成欺凌的一员。

(2)注意对方的反馈细节:我们可以通过一些细节来了解别人的态度,比如,在互动时,对方经常表现出沉默不语;在自以为轻松的话题上,对方表现出严肃的表情;对方说话的语气不同于寻常(如音调变化,声音颤抖);对方对自己故意疏远等。这时就需要反思自己是否曾有意无意地伤害到了对方。事实上,这也是一种维持健康人际关系的技能。在互动中关注他人的感受、尊重他人的感受,不仅能避免自己成为欺凌者,也可以培养自身的共情能力,是情商的重要体现,能够让自己在朋友圈中更受欢迎。

(3)主动询问对方的感受:有时别人不一定把不满表露出来,当我们不确定对方的感受如何时,可以主动开口询问对方,是否可以开这样的玩笑,是否让对方感到不舒服……避免无意识的欺凌行为,是对自己诸多能力的考验,包括压力管理技能、愤怒管理、冲突解决等。

4. 避免自己成为受欺凌者

不做欺凌者,同时也要学会保护自己,避免让自己成为受欺凌者。

(1)保持自信:我们与别人交往时,要保持自信,相信自己是应该被人尊重的,是与他人平等的。相信自己的感觉,如果别人的"玩笑""恶作剧"让自己感到不舒服,一定要告诉对方;如果有人总是对自己表现出不满或敌意,可以先跟他/她进行沟通,如果对方作出荒谬的评论,提出无理的要求,要有效拒绝,远离这样的人和情境,必要时向可信赖的成年人寻求帮助。

(2)积极表达:当有不舒服的感觉时一定要说出来。尊重自己不舒服的感觉是没有错的。即使感受跟别人不一样,也要相信自己。一个人有权利表达自己的不满,如果对方是朋友就应该尊重,如果对方不在乎别人的感受,那么这样的朋友也不值得交往。

(3)及时求助:当觉察到自己有受欺凌的隐患时,及时向父母或教师寻求帮助,免于让自己遭受欺凌;受到欺凌后,更不要隐忍,隐忍只会让欺凌者变本加厉,要及时向值得信赖的成年人寻求帮助。

5. 如果自身遭受暴力与欺凌,应该如何应对

如果自身遭受暴力与欺凌,我们首先要明确:无论别人说了什么,或者做了什么,暴力与欺凌行为是欺凌者的错,不必为此自责,或是产生羞辱感甚至怀疑自己。同时,我们对待欺凌行为一定要做到"零容忍"。

(1)要敢于说"不":当遇到暴力与欺凌时,一定要坚定地、勇敢地说"不";同时大声警告对方的行为是不对的,是会付出相应代价的,以此起到一定的震慑作用;但是当对方用威胁、恫吓等手段时,要学会在当下与对方周旋,分散对方注意力,寻找逃脱的机会。在任何情况下,都要以保护自己的身体、生命安全为第一位。

(2)远离暴力与欺凌者:不要武断地去找暴力与欺凌者说理或报复,那样可能会带来二次伤害,尽可能远离欺凌者。

(3)及时发出求救信号:向教师和学校报告,向可信赖的成年人寻求帮助。

(4)积极找人倾诉:向自己的朋友、可信赖的成年人讲述发生的欺凌情况和倾诉自己的感受,寻求应对和解决方法,避免再次受到欺凌。

6. 如果看到他人遭受暴力与欺凌,应该如何应对

暴力与欺凌行为中的协助者、附和者和围观者都需要认识到,任何人都没有欺凌他人的理由。每个人都需要坚决对欺凌说"不",从而将自己从协助者、附和者的角色转变为旁观者,进而撤出围观群或转化为阻止者。同时,围观者中的保护者可分为可能保护者和真实保护者。可能保护者认为应该帮助被欺凌者,但是此时不宜采取行动;真实保护者会帮助或尝试通过其他途径帮助被欺凌者,包括直接阻止欺凌过程,向教师、父母报告,鼓励被欺凌者向教师、父母报告等。

刘文利 李佳洋(北京师范大学)

第三节 预防儿童性侵害

1. 什么是儿童性侵害

根据世界卫生组织的规定,"儿童性侵害"是指儿童被卷入参加不能够完全理解的性活动,或因不具备相关知识而同意的性活动,或因发育程度限制而无法知情同意的性活动,或破坏法律或社会禁忌的性活动。侵害者与儿童的性活动只是为了满足侵害者自身的需要,包括:①利用或强迫儿童从事任何性活动,包括娼妓活动;②剥削利用儿童进行色情表演或观看色情材料。

近些年来,儿童性侵害犯罪案件数量连续上升,我们需要了解儿童性侵害,学会分辨具有性侵害风险的人物和场景,进而预防和保护自己远离伤害。

2. 儿童性侵害的特点

我们需要知道儿童性侵害犯罪案件的一些特点。

(1)实施犯罪的既有可能是陌生人,也有可能是熟人。事实上,

众多儿童性侵害的案例显示,熟人作案占比远远高于陌生人作案,家庭成员性侵案不在少数。

(2)男孩女孩都有可能遭受性侵害。

(3)校园、培训机构是儿童性侵害案件高发场所。

(4)施害人年龄跨度大,2020年的一项相关调查显示,年龄最小的性侵害施害者仅10岁,最大的86岁。

(5)儿童性侵害具有极强的隐秘性,在没有外界力量阻止的情况下,施害人往往多次作案,不会自动终止,持续作案达到2~3年甚至更久。这种现象比较集中地反映在熟人作案中。儿童性侵害的实施者经常会用保密来操纵儿童。

3. 警惕儿童性侵害

(1)如果有人对你做以下这些事,那么你必须警惕小心:

- 对你做出让你不舒服的身体接触。
- 请你吃东西,给你礼物或钱,对你过分亲热,要求抱你或触摸你而让你反感。
- 请你独自上他/她的车,让你独自跟他/她走或让你独自到他/她家。
- 想用手机或相机拍下你的隐私部位(图7-3)。

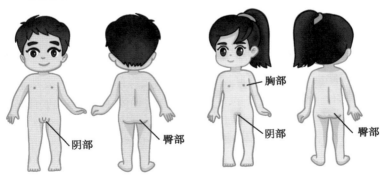

男孩的隐私部位　　　　　女孩的隐私部位

图7-3　隐私部位

- 有客人来到家里,趁你爸爸妈妈不在身边,想触摸你的隐私部位。
- 要你触摸他／她的隐私部位。
- 有人告诉你,他／她和你做的事情,必须保守秘密,和谁也不能讲。

(2)要记住,以下这些行为是对你的性侵害:

- 故意向你暴露生殖器官。
- 故意看或触摸你的隐私部位。
- 故意让你看或触摸他／她的隐私部位。
- 对你做出具有性暗示的动作。
- 引诱或强迫脱你的衣服。
- 攻击你的隐私部位。
- 引诱或强迫你看淫秽图片或影像。

如果在你身边出现了上述任何一种情况,你一定要坚决说"不",在保证安全的情况下及时远离危险地,并立即告诉父母或者其他可信赖的成年人,寻求保护和帮助。

刘文利　李佳洋(北京师范大学)

第四节　关注儿童青少年网络安全

1. 互联网具有两面性

在网络时代,使用互联网、手机和社交媒体是许多未成年人获取信息并与他人互动、交流的方式之一。共青团中央维护青少年权益部和中国互联网络信息中心共同发布的《2020年全国未成年人互联网使用情况研究报告》显示,2020年我国未成年网民规模达到1.83亿,未成年人的互联网普及率达到94.9%。

互联网和社交媒体具有两面性,它既有价值,同时也可能是不安全的,其中一个就是互联网和社交媒体中不良信息带来的危害,如炫耀个人财富或家庭背景内容,淫秽色情内容,自杀自残等消极思想的内容,血腥、暴力或教唆犯罪的内容,含有吸毒和违禁药物的内容等。这些价值观扭曲、道德低下的网络不良信息危害极大,包括严重影响未成年人的生活和学习,使其对学习失去兴趣,危害道德品质培养、心理健康发展,阻碍人际关系建构,使其对社会事件变得冷漠,缺少社会责任感,同时引发未成年人犯罪(包括性犯罪)等。

2. 警惕互联网潜在危险

在《未成年人网络保护条例(征求意见稿)》[2]中,提出了未成年人网络素养的内涵和教学目标,并对未成年人、学校及父母(或其他监护人)提出了提升其网络素养的要求。

我们需要意识到,在互联网和手机、社交媒体中所传播的淫秽信息中含有大量对男性、女性和性关系的错误描述,这些不仅会误导我们,使我们对男性、女性、性行为、性反应和身体形象产生不切实际的想法,引发对自我形象、自信、自尊以及对他人的看法的负面影响,还可能促使我们形成有害的社会性别刻板印象,并使暴力或非意愿性行为正常化。因此,培养分辨网络信息正确和错误、真实和虚假等技能,是提升自我保护意识、学会独立批判和思维的方式之一,并能使我们在实践中学会如何追求健康的生活方式。

与此同时,在儿童青少年性侵害案件中,制作、复制、发布、传播或者持有有关未成年人的淫秽色情物品和网络信息是违法甚至犯罪行为。

---

2 《未成年人网络保护条例(征求意见稿)》第十三条:"国务院教育行政部门应当将网络素养教育纳入学校素质教育内容,并会同国家网信部门制定未成年人网络素养测评指标。教育行政部门应当指导、支持学校开展未成年人网络素养教育,围绕网络道德意识和行为准则、网络法治观念和行为规范、网络使用能力建设、人身财产安全保护等,培育未成年人网络安全意识、文明素养、行为习惯和防护技能。" 第十六条:"学校应当将科学、文明、安全、合理使用网络等内容纳入教育教学活动,并合理使用网络开展教学活动,建立健全学生在校期间上网的管理制度,对学生进行网络素养教育,依法规范管理未成年学生带入学校的智能终端产品,帮助学生养成良好上网习惯,培养学生网络安全意识,增强学生对网络信息的获取和分析判断能力。" 第十七条:"未成年人的监护人应当主动学习网络知识提高自身网络素养,规范自身使用网络的行为,加强对未成年人使用网络行为的教育、示范、引导和监督。"

除了网络不良信息以外,网络欺凌问题也不容小觑。网络欺凌包括言语方面的欺凌、关系方面的欺凌、财务方面的欺凌、性方面的欺凌等,同时还包括前述形式的复合欺凌。网络欺凌以多种形式侵犯了儿童青少年的受教育权、健康权和福祉。

3. 远离互联网危险

在众多的网络欺凌、暴力事件中,其诱因虽然错综复杂,但有研究显示,没有树立多元、平等、包容和尊重的态度和价值观是引发对他人的欺凌和伤害的重要因素之一。

因此,消除网络暴力、消除歧视和偏见,需要树立平等、尊重和包容的价值观,建立性别平等意识,消除基于性别的刻板印象、偏见与暴力。

我们要控制自身不要沉迷网络。网络虽然能够满足我们学习与发展、社会性发展、寻求娱乐等需要,但是过度使用网络不仅会影响我们的学业、影响我们的身心健康成长,还有可能对违法犯罪行为失去警惕、加重家庭经济负担等。在平时,我们可以通过加强与父母的沟通、与朋友之间的交流,提高自身的情绪调节能力;拓展学习之外的课外生活、加强户外运动锻炼等活动。同时,随着我们的成长,可以逐渐明确自己的成长目标,树立自己的理想,并通过有效途径努力实现,这种内驱力能够很好地帮助我们远离网瘾。

李佳洋 刘文利(北京师范大学)

第五节 关注儿童青少年心理健康

1. 创造和谐的交流氛围

作为父母和教师,要时刻关心儿童青少年的心理健康,在与儿童青少年交流时,做到尊重、赞扬、鼓励和不评判。

（1）尊重：与儿童青少年建立和谐与信任关系的基本要素是尊重。父母和教师在教育儿童青少年时，应当尊重他们的一些选择，需要与儿童青少年建立和谐与相互信任的关系，并承诺保密，支持他们的知情选择权。

（2）赞扬：赞扬意味着对儿童青少年过去所做的事情给予赞成和钦佩，这样可以充分表现出尊重儿童青少年的态度。例如：赞扬儿童青少年对心理健康的关注、钦佩在当时的学习条件恶劣或者不好的情况下，儿童青少年能够努力克服困难，取得了良好的成绩；父母和教师要想方设法寻找某些值得赞许的行为，而不是去批评儿童青少年。

（3）鼓励：鼓励意味着给予儿童青少年勇气、信心和希望。在提供心理健康教育和咨询时，应该给予儿童青少年鼓励，让他们知道父母和教师相信他们未来一定能克服困难，解决他们在生长发育、安全、生殖健康等方面的问题，并帮助他们找出问题的原因。如果问题不解决可能产生的后果，最重要的是帮助他们找到解决问题的可能策略；关注他们做过的有益事情，鼓励他们继续做下去；告诉他们坦诚讲出问题，并及时寻求咨询和帮助，就是在帮助自己解决问题。

（4）不评判：在心理健康教育与咨询中，与安全、性有关的话题不可避免。而性会受到遗传因素、价值观、态度、行为、外表、信念、感情、个性、喜好、精神和一些社会因素的影响。因此，每个人对性的表达方式也会受到这些因素的影响。父母、教师和心理咨询师等在与儿童青少年交流时，在对待性问题的理念上有的是一致的，有的是不同的，甚至有的是非常冲突的。对于这些问题，父母、教师以及心理咨询师应自觉采取不评判、价值中立的态度。

2. 尊重儿童青少年权利

父母和教师在和儿童青少年交流时，应该充分考虑人权要素，在平等、尊重、和谐的环境中互动，并尊重儿童青少年的各种权利。如《中华人民共和国宪法》中与儿童息息相关的 4 项权利：生命健康权利、受教育权利、人身自由权利和选举的权利等。《中华人民共和国未成年人保护法》(2020修订)第三条规定：国家保障未成年人的生存权、发展权、受保护权、参与权等权利。第四十条明文规定：学校、幼儿园应当建立预防性侵害、性骚扰未成年人工作制度。对性侵害、性骚扰未成年人等违法犯罪行为，学校、幼儿园不得隐瞒，应当及时向公安机关、教育行政部门报告，并配合相关部门依法处理。学校、幼儿园应当对未成年人开展适合其年龄的性教育，提高未成年人防范性侵害、性骚扰的自我保护意识和能力。对遭受性侵害、性骚扰的未成年人，学校、幼儿园应当及时采取相关的保护措施。

3. 探讨儿童青少年深层次的需求

父母和教师在与儿童青少年交流时，有时会忽视对他们在心理健康方面的深层次需求，不能探究其深层次的困境、挑战与风险，教育与服务局限性就会很大。根据儿童青少年的年龄、特征和性相关的心理问题等状况，以其生长发育和发展为切入点，科学分析和评估他们在安全、生长发育、性心理、交友、人际关系等诸多方面的困惑和风险，并提供有效的解决方案，使教育与服务更加深入和全面。

在询问儿童青少年有关心理困惑和问题时，尽量了解他们的观点、感受、需求、决定和建议等，以便探究深层次需求等；尽量使用显示感兴趣、关心和友好的语音、语调和语气；使用儿童青少年能理解的语言；一次只问一个问题，并耐心地等候儿童青少年的回答；问一些可以鼓励儿童青少年表达需求的问题；在必须询问棘手问题的时候，要解释一下原因；避免以"为什么"为开始的提问，鼓励用"请"为开始的提问；如果儿童青少年不理解，还可以用其他方式问同样的问题。

4. 倾听儿童青少年的心声

倾听，属于有效沟通的必要部分，以求与儿童青少年的思想达成一致和感情的通畅。倾听分为两类：狭义倾听和广义倾听。狭义倾听是指凭借听觉器官（主要是耳朵）接受言语信息，进而通过思维活动达到认知、理解的全过程。广义倾听不是指单纯地听，还包含更多的反应,如封闭性和开放性提问、赞扬、鼓励、释义、情感反应和概括等。父母和教师在和儿童青少年沟通和交流的过程中,更加强调广义倾听。

在提到倾听时,必须先强调倾听的态度和习惯,事实上这比具体的技巧更重要。在许多时候,听比说更重要。有时,只要父母和教师能倾听儿童青少年的诉说,让他们讲出或充分表达自己的情感,就能很快地了解到他们的问题所在。善于倾听的人能够做到认真、耐心、灵活和宽容,对儿童青少年持有浓厚的兴趣。而不善于倾听的人则总是急于推进谈话,有时不理解儿童青少年的处境,心胸狭隘、待人冷淡,使儿童青少年的问题雪上加霜,会令他们反感。

父母和教师对儿童青少年提出的问题、困扰、疑虑、决定等,除了认真听取外,还要作出说明,从而消除他们的各种顾虑和心理困境。父母和教师在与儿童青少年说话时,要深入浅出、通俗易懂,作出符合儿童青少年真实情况的合理解释。

武俊青　李玉艳（上海市生物医药技术研究院）

第八章　沐浴朝阳　青春绽放

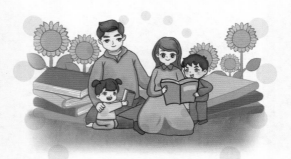

第一节 青春期的生长发育

1. 青春期是儿童成长的重要阶段

青春期是从儿童逐渐发育为成年人的过渡时期,是人生中生长发育过程的最后阶段,也是最长的阶段,一般从 10 岁开始到 20 岁为止。中国女孩青春期的开始年龄约在 10~11 岁,结束年龄约在 17~18 岁;男孩青春期的开始与结束比女孩晚 2 年左右。儿童青少年通过青春期的生长突增及性发育过渡到成年人。他们是否能顺利地度过青春期,成长为身心健康的成年人,这不仅关系着儿童青少年的健康,也是关系到国家未来的发展和建设。

在青春期,骨骼、肌肉及内脏等生长加速,性腺逐渐发育成熟,生殖器官及第二性征也迅速发育。在身体形态功能发生变化的同时,儿童青少年的心理和行为也发生巨大的改变。青春期结束时,躯干和四肢已基本不再生长,性腺基本发育成熟,具有男性或女性的典型体型,并具有生殖能力。整个青春期可划分为早、中、晚 3 期,每期持续 2~3 年。青春早期指女孩月经初潮前或男孩首次遗精前的生长突增阶段;中期也常称为发身期,以第二性征迅速发育为特点,女孩往往在这期出现月经初潮,男孩可能发生首次遗精;晚期性腺发育接近成熟,第二性征近似成年人,体格发育逐渐减慢直至基本停止。

2. 青春期的形态发育

青春期的男女少年,由于受神经内分泌系统的影响,身体生长速度及幅度明显增加,并逐渐表现出显著不同的男女两性独特的体型。男生和女生青春期形态发育可分为早熟、平均和晚熟三型。

（1）身高快速增长：在青春发育期之前，儿童平均每年长高 3~5cm，而在青春发育期，每年至少要长高 6~8cm，甚至可达到 10~11cm。青春期男孩和女孩的身高变化是有差异的，男孩进入身高生长加速期的平均年龄是 12 岁，14 岁左右达到生长高峰，然后生长速度迅速下降；女孩进入身高生长加速期的平均年龄是 10 岁，月经初潮后生长速度减慢。由于男孩生长突增比女孩开始晚，开始生长突增时的男孩比开始突增时的女孩要高一些；男孩每年生长幅度比女孩多一些，停止生长的年龄也比女孩晚，因此，男孩成年后的身高一般要比女孩成年后的身高高 10cm 左右。

（2）体重迅速增加：在青春期，男孩和女孩的体重也有很大的增长，但不像身高那样有明显的突增高峰。体重的增长反映出身体内脏的增大、肌肉的发达以及骨骼的增长和变粗，也反映出机体营养及健康情况等，所以体重也是身体发育的一个重要标志。男孩在 12~14 岁，体重增加最快，平均每年增长 5.0kg，13 岁是增长高峰，15 岁以后增长速度迅速下降；女孩在 11~13 岁体重增加最快，平均每年增长 4.5kg，11~12 岁是增长高峰，13 岁后增长速度迅速下降。体重增长的时间较长，幅度也较大，在成年后体重仍可继续增加。

（3）肌肉和脂肪迅速发育和增多：进入青春期后，肌肉迅速发育，特别是青春晚期的男孩，肌肉增加甚快，这与青春期血清睾酮水平的持续上升有关，当然也受大量体力活动的影响。一般说来，男性肌肉发育可以持续到青春期结束之后。在青春期开始后不久，脂肪就开始增加，伴随青春期的进展，女孩受卵巢分泌的愈来愈多的雌激素的影响，体内脂肪持续增多，直至成年，在青春期往往还会出现体内脂肪过多的现象。男孩则一般在身高生长突增高峰前（10~12 岁）有较短时期的脂肪生长较多的阶段，在此之后，脂肪在体重中所占的比例逐渐减少。

3. 青春期的功能发育

在青春期各组织器官形态发育的同时，各系统的功能也增强。一般以心肺功能、造血功能及运动功能 3 方面较明显。

（1）"小心脏"变强了：青春期各年龄组的心率和呼吸频率的均值随年龄增长而下降。心脏每搏输出量及肺脏每次呼吸量均逐年加大。血压也随年龄增长而逐渐增高，最终达到正常成年人的水平。青春期前后，心脏的重量增长至出生时的12~14倍，心室壁的肌肉增厚、心肌纤维更富有弹力，这就为心脏每次收缩时能挤压出更多血液创造了条件。心脏收缩力的增强以及内分泌系统的变化使血压升高，青少年的高压一般为90~110mmHg，低压为60~75mmHg，已接近成年人水平。

（2）肺活量也跟着增长：青春期肺的发育也明显加速，肺活量则随年龄的增长而加大。12岁左右肺的重量可达出生时的10倍，与呼吸有关的某些肌肉发育加快，呼吸功能进一步加强。在整个青春期，肺活量比青春期前增加1倍多。

（3）造血防御机制建立：进入青春期后，特别是男孩，血红蛋白及红细胞总数有明显增加。女孩在月经初潮后，由于每月丢失一定量的血液，血红蛋白无明显上升。白细胞计数随年龄增长而略有减少，为4 000~9 000/μL，男孩和女孩无明显差异，白细胞分类可见淋巴细胞随年龄增大而减少，而嗜中性粒细胞相应增多，这说明在青春期逐渐建立起以嗜中性粒细胞为主的防御机制。

（4）运动能力增强：可以用握力、拉力、肌耐力等简便易行的指标来评价运动能力。女孩的运动功能突增开始较早，在10~11岁。男孩发生较晚，在12~13岁，但突增幅度明显大于女孩。12岁以后，男孩的各项运动功能指标在各年龄组均大于女孩。青春期快结束时，男孩和女孩的运动功能已有显著差异。

（5）大脑功能尚在完善：青春期个体脑重量及脑容量的增长不显著。在青春期个体的额叶皮质与顶叶皮质中，白质体积更多，灰质体积更少。在童年晚期到青少年早期这一阶段中，额叶灰质体积与顶叶灰质体积持续增加，大约在12岁达到顶峰，到了青春期开始呈现下降趋势。大脑皮质沟回组合完善，神经系统完成髓鞘化，神经活动的兴奋和抑制也逐渐趋于平衡。前额叶皮质发育还不成熟，依靠边缘系统处理问题，易冲动、情绪化；大脑内侧前额叶活跃，所以在乎他人的评价。

4. 性及第二性征发育

(1)女性性发育及月经初潮：青春期时，在下丘脑-垂体-性腺(卵巢)轴的激素调节下，女生的生殖器官、乳房逐渐发育。与此同时，卵巢也经历了卵泡发育、排卵及黄体形成，在雌激素和孕激素影响下，子宫内膜呈周期性变化，开始出现月经。第一次月经称月经初潮。月经初潮是女性青春期性发育的重要标志。月经初潮之后，卵巢继续发育，一般在1~3年后才开始有规律地排卵，此时才有生育能力，各国各地女孩的月经初潮年龄不尽相同，且因人而异，一般平均在12~16岁。欧美等发达国家月经初潮较早，发展中国家较晚。

(2)男性性发育及首次遗精：青春期开始后，睾丸迅速发育，产生精子及愈来愈多的睾酮。睾酮不但促进男性生殖器官的进一步生长发育，而且对骨骼、肌肉以及第二性征的发育，造血功能等均有促进作用。激素分泌增加，刺激皮脂腺的增生和分泌，堵塞毛孔，形成痤疮，俗称"青春痘"。青春期男生会有遗精，首次遗精标志着男性性功能开始成熟。

(3)第二性征发育：第二性征指内、外生殖器官以外的性别特征，在男女间性征亦表现不同。

● 女性第二性征表现在乳房、阴毛及腋毛。乳房开始发育的时间为8~13岁，但大多在10~11岁开始发育。阴毛发育多与乳房发育同时开始，也可稍后。

● 男性第二性征表现在阴毛、腋毛、胡须、喉结及变声等方面。阴毛多在11~13.5岁开始生长；腋毛一般比阴毛晚1~2年发育；胡须多在腋毛出现后1年左右生出，同时还有额部发际后移形成成年男性面貌的趋势。喉结通常自12岁左右开始突起，约1年后，声音开始变粗变哑，大约在18岁喉结及变声发育完成。

韩历丽 鲍成臻(北京妇幼保健院)

张 巧(北京医院)

第二节　男生和女生的秘密

1. 女性生殖器官

女性生殖器官包括内生殖器官和外生殖器官两部分(图 8-1)。

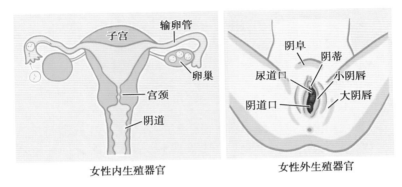

女性内生殖器官　　　　女性外生殖器官

图 8-1　女性生殖器官

（1）内生殖器官：女性内生殖器官包括子宫、输卵管、卵巢和阴道等。

（2）外生殖器官：包括阴阜、大阴唇、小阴唇、阴蒂、阴道口和处女膜等。青春期，女性阴毛开始生长，阴毛分布呈倒置三角形状。大阴唇和小阴唇对内生殖器官具有保护作用，免受病毒和细菌的危害。阴蒂指位于两侧小阴唇顶端、两侧大阴唇上端会合点的一个蒂状器官，对触摸及性刺激反应最敏感，在受到性刺激时可以勃起。阴道口是阴道对外的开口。

女生外阴颜色与年龄、性激素分泌有着密切的关系，通常在幼女时期呈粉红色，随着青春期性激素的分泌，色素沉着，外阴颜色会逐渐变深呈暗褐色。外阴颜色还与皮肤颜色、遗传、生育等有着密切关系,其个体差异性很大,仅凭外阴颜色是没办法判断一个女生是否有过性行为的,外阴颜色浅,并不能说明什么,更不要听美容院的宣传,去漂洗外阴,千万别让不良网络信息给忽悠了!

(3)处女膜是处女的标志吗:处女膜是环绕于阴道口的一层不完全封闭的薄膜样组织。少女的处女膜小而厚,随着女性身体发育成熟,处女膜会逐渐变得大而薄,厚度为 1~2mm,其间含有结缔组织、微血管和神经末梢。在处女膜中央有一直径为 1~1.5cm 的小孔,医学上称之为"处女膜孔",女生性成熟后,每月一次的月经血就是通过这个小孔排出体外。处女膜孔形状不尽相同,可分为圆形、椭圆形、环形、筛形、伞形等 30 余种,一般以圆形和椭圆形最为常见。处女膜与处女之间,并不能划上等号。很多因素都可以导致处女膜破裂,如剧烈运动、阴道用药和外阴外伤等。幼年无知,将异物塞入阴道,也会使处女膜破裂。

(4)女性外阴清洁与保健

1)每天用清水清洗外阴:同每天要洗脸一样,女生还需每天清洗外阴,以保持外阴洁净与舒适。但很多女生喜欢用各种洗液来清洗外阴,这样很容易把阴道中的正常细菌杀死,从而破坏阴道的自净作用。正确的方法是,每天晚上用温水清洗外阴就可以了。

2)不要过多使用卫生护垫:卫生护垫的底层通常是密不透气的塑料膜,长期使用会使外阴的湿度和温度大大增加,为细菌特别是霉菌的滋生创造条件,从而引起白带增多并可能出现阴道炎症。

3)不穿紧身裤:紧身裤会影响外阴血液循环和皮肤透气,促进细菌滋生,因此内裤应该选择棉质、透气和吸汗的。内裤还要天天换洗,放在阳光下晾晒,以消除可能存在的细菌。

4)注意生活的小细节:平时和月经期间,都要多喝白开水,每日饮水量至少 2 000mL,经常解小便,不憋尿,尤其是在炎热的夏天和旅行的时候。

上厕所前要好好洗手,避免把手上的细菌带到外阴;上完厕所之后,做清洁一定要从前向后,保证阴道和尿道不受肛门细菌的侵袭。

尽量避免反复用手触摸或搔抓外阴局部；要使用质量过关的卫生巾和卫生纸；不要把卫生纸和钱、钥匙、小玩具等混放在一起。

5) 出现异常感觉及时就诊：如果外阴部出现疼痛、瘙痒、破溃、渗出或分泌物异常增多、有异味等异常时，应及时到医院就诊，千万别觉得不好意思，生殖器官生病了，和其他器官一样，需要大夫的帮助！

2. 迎接青春期的"好朋友"——月经

（1）月经期会何时开始：女生的月经是正常生理现象，是由于青春期性激素分泌引起的。每个月排卵发生时，子宫内膜都会增厚、变软，呈现增生和分泌期的改变，如果卵细胞没受精，子宫内膜就会剥脱呈碎片样通过阴道排出体外，因此，月经是伴随卵巢分泌激素的周期性变化，子宫内膜出现周期性剥脱及出血。

第一次月经来潮称为月经初潮，是女性进入青春期的重要标志。出血的第一天是月经周期的开始，而当一个女性正在排出经血时就说她"来月经了"。月经初潮年龄与遗传、体质、营养及环境因素有关，多在 13~15 岁，也可早在 11~12 岁；若 16 岁以后月经仍然未来潮应予以重视，并去正规医院请医生查明原因。女生通常在乳房开始发育的 1 年到 1 年半左右会经历初潮。如果在内裤上经常出现一些白色的分泌物，这时就要准备好卫生巾了，可以把卫生巾放在书包里的一个合适的地方，以备月经突然到来。

（2）月经的特征

- 正常的月经周期为 28 ± 7 天，一般为 21~35 天，平均 28 天，提前或延后 7 日左右属正常，周期长短因人而异。
- 月经持续时间：2~8 天，平均 4~6 天。
- 月经血量：正常为 20~60mL；>80mL 即为月经过多。
- 月经血一般呈暗红色，除血液外，尚含有子宫内膜碎片、宫颈黏液及脱落的阴道上皮细胞。正常情况下月经血是不凝固的，偶尔有些小凝血块。

（3）如何与"好朋友"和睦相处：一般来说，月经从女生青春期开始一直要持续到更年期才结束,月经要伴随女生大概 40 年的时间,它就像女生的一个好朋友,每隔一个月就会来访问一次,报告身体状况。

"好朋友"到来时,首先要选择适合自己的卫生巾。每次使用卫生巾之前,要注意把手洗干净,最好不要用手去碰卫生巾与外阴接触的一面,用过的卫生巾要包好扔在纸筐内,不要扔在马桶里,因为那样会使马桶堵塞。要注意每天用流动的温水清洗外阴,并及时更换内裤,给"好朋友"一个清洁的环境。

其次,要做一些轻微的运动(如课间操、散步等)以利于经血的排出,但要避免剧烈的运动(如长跑、跳绳等),因为月经期间机体抵抗力下降,剧烈运动会使身体疲劳,容易感染疾病。同时,还要注意保暖,多吃青菜和水果,不吃过多的生冷和刺激性食品。

(4)痛经怎么办:痛经通常在月经来潮的当天出现,也有人在月经来潮前出现。正常情况下,大部分女孩只是感觉到下腹部、外阴和肛门有些轻微地坠痛,只有很少的女孩会出现严重的疼痛,甚至出现面色苍白、头痛、恶心呕吐和虚脱等症状。一般情况下,痛经可以持续数小时或一两天,经血流出后疼痛就会逐渐缓解。

【对付痛经常用的方法】

第一招:消除紧张心理。消除对痛经的紧张、恐惧心理,解除思想顾虑,保持心情愉快,并注意休息好,可以有效减少痛经的发生。

第二招:经常参加运动。平时注意运动、锻炼身体,任何形式的运动都可以减少痛经的发生。

第三招:向医生求助。痛经时,去医院检查可能的原因,在医生指导下服用止痛药,也是一个好办法。

3. 乳房的保护

女生的乳房发育有很大的个体差异。在 8~13 岁时,乳房开始发育。在乳房悄悄长大的过程中,很多女孩都会感到轻微胀痛。一般在初潮后,随着乳房的发育成熟,这种感觉就会自行消失。发育过程中还要注意乳房卫生,要认真清洁乳头,尤其是乳头凹陷的女孩,更应避免乳头内藏污物,不及时清洗会产生炎症。营养均衡、不挑食、不暴饮暴食、保持健康体重,同时坚持锻炼、保持健美身材、挺胸抬头,自信的女孩最美丽。

　　处在乳房发育期的女孩经常会注意到自己的两个乳房不一样大,但差别并不明显,属于正常生理现象,到发育成熟时,两个乳房的大小就会一样了。女生到 15 岁左右,乳房发育基本定型,就要选择合适的胸罩戴。切不可因为害羞,而用布带束胸或穿紧身内衣,这样对乳房的发育和健康是十分有害的。胸罩可使乳房得到承托而保持血液循环的畅通,还可防止运动时震荡的不适,具有一定保护作用,防止外伤。

【如何选择合适的胸罩】

● 从后边胸带插入 2 根手指时,胸罩带不往上移,仍保持水平。

● 把手放在头上,看胸罩会不会移动,如往上移,表明不合适。

● 如果乳房从侧边或上部露出来,可穿罩杯尺寸再大一些的胸罩;如果罩杯没有被撑起来、起皱或打褶,那说明胸罩太大了,应选一个罩杯小一点的或另一款式的;胸罩的带子要能调节的,使其与每个乳房都能吻合。

● 买胸罩最好是本人试穿,才能称心合适,选择柔软、透气好、吸湿性强的棉布制品为好。

4. 男性生殖器官

男性生殖器官包括内生殖器官和外生殖器官两部分(图 8-2)。

(1)内生殖器官:男性内生殖器官包括睾丸、附睾、输精管、射精管、前列腺、精囊腺和尿道球腺等。

(2)外生殖器官:男性外生殖器由阴茎和阴囊组成。

1)阴茎:阴茎分为根部、体部及头部,根部固定于会阴部,阴茎前端膨大部分形成阴茎头(俗称龟头),其与体部交接处形成冠状沟,阴茎外部包盖阴茎头部分的皮肤称为阴茎包皮。阴茎的主要功能包括排尿、排精和完成性交。

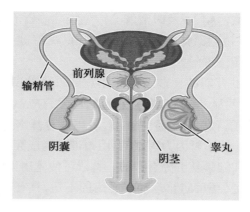

图 8-2　男性生殖器官

　　阴茎尺寸和种族、遗传、高矮胖瘦、五官大小等一样,存在着众多的差别。著名性学专家史成礼教授曾测定 1 412 例中国健康男性青年的阴茎大小及 126 例健康男性的阴茎勃起长度,结果表明,中国男青年阴茎处于常态时最长达 14.5cm,最短为 4cm,平均 8.375cm;勃起时最长 16cm,最短 9cm,平均 12cm。此外,在常态下同一个人的阴茎长度也不恒定,如紧张、寒冷或严重疲劳都可使阴茎短缩。

　　2)阴囊:阴囊为一个皮肤囊袋,位于阴茎后下方,阴囊皮肤薄而软,有少量阴毛,色素沉着明显。阴囊皮肤富有汗腺和皮脂腺,其分泌物和外阴细菌作用后可产生特殊气味。阴囊平滑肌可随外界温度呈反射性舒缩,以调节阴囊内温度至利于精子发育的条件(低于体温2~3℃),这就是为什么用手摸阴囊时感觉其温度明显低于身体其他部位皮肤。阴囊还具有缓解外界机械性撞击的作用,也为精子的产生提供了重要条件。

5. 什么是包皮过长和包茎

　　(1)包皮过长:包皮是包在阴茎头外面的一层皮肤,包皮过长是指包皮覆盖全部阴茎头,在阴茎勃起时龟头不能露出,但用手翻能露出阴茎头。男童的包皮一般都比较长,新生儿和婴儿的包皮与阴茎头常有粘连,这属于正常现象,1 岁以后包皮和阴茎便可分开,到了青春期阴茎生长明显加快,阴茎头开始膨胀,勃起时阴茎头可自然暴露,将包皮翻向后方。包皮过长但包皮口宽大、易于上翻时,无须手术,注意清洁、经常清洗即可;若包皮口很小、反复发炎,应及早去正规医院请医生帮忙诊断,如需要,可行包皮环状切除术。

(2)包茎:包茎是指包皮口过小,包皮包裹阴茎头完全不能上翻。如勉强上翻而不及时恢复,包皮口紧勒阴茎后部的冠状沟引起包皮和阴茎头血液淋巴循环障碍,导致阴茎水肿、疼痛称为嵌顿性包茎,所以要注意及时将包皮复位!严重的包茎在排尿时可阻碍尿液流出,导致排尿困难。包茎可能是先天的,也可能继发于包皮炎、阴茎头炎等疾病。如果有这个困扰,请去正规医院泌尿外科看医生,及时手术。

(3)保持会阴部清洁:男性的会阴部是外生殖器官和肛门的相接部位,这里皮肤皱褶多,是细菌、病毒、脱落细胞和污垢的聚集地。在冠状沟部位有很多皮脂腺分泌物、尿液和皮肤脱落细胞混合而成的物质,呈白色泥状,带有臭味,称为包皮垢。包皮垢容易使阴茎头和包皮发炎,出现局部红肿、刺痒和疼痛,所以,男生也要坚持每天用温水清洗外阴。

在清洗外生殖器官时,可将包皮向阴茎根部牵拉,使包皮翻转以完全暴露阴茎头,然后用刺激性较小的香皂或温水擦洗阴茎和阴囊表面,特别要注意洗净阴茎冠状沟,不要让包皮垢在此滞留,最后再洗会阴部和肛门周围。清洗完后,换一条干净的内裤,以保持清洁效果。

6. 遗精是一种生理现象

(1)什么是遗精:青春期开始,在性激素的作用下,男性精子加工厂——睾丸开始不断产生精子。没有性交而精液通过阴茎射出体外的生理现象就是遗精,俗话说精满自溢,就是这个道理。此后青少年体格发育逐渐完善,生长发育开始减慢,与此同时睾丸、附睾和阴茎迅速增长,男孩成为成年男人。人的精液 90% 都是水,仅含少量蛋白质、脂肪和微量元素,所以正常遗精不会对身体产生危害,不必去吃补药。

(2)劳累和剧烈运动后容易遗精:遗精的时间多是夜间,而且同时伴有性梦,所以也称梦遗。这是睡眠过程中因与性有关的梦或内裤刺激阴茎引起,梦可能是模糊的,醒后回忆不起来,也可能是清楚的,醒后记忆犹新。劳累或剧烈运动后,中枢神经系统的反射活动和自主神经功能增强,勃起中枢的兴奋性增高,容易引起神经反射,产生性冲动,出现遗精;运动后血液循环增快,机体各器官包括生殖器官的功能也随之加强。由于流经睾丸、前列腺、精囊的血液增多,性腺的分泌也增加,使精液量很快达到"满则溢"的状态,于是就出现了遗精。运动、劳累时生殖器官与紧身内裤机械性摩擦,可引起性冲动,在晚上的睡梦中仍然难以消除,尤其是恋爱中的男生,因为与女生的经常接触常会加强男生的性兴奋,因此容易发生遗精。遗精后的男生,如果有了性行为,精子遇到卵细胞,就有可能使女生怀孕。

(3)遗精的卫生保健常识

● 青春期后,男生会有遗精,最好在床头放一块干净的毛巾、内裤或一些湿纸巾,减少集体宿舍的尴尬。

● 如果发生遗精,遗精后及时去厕所小便,将残留在尿道内的精液排出。尽快擦洗干净,换上干净内裤,保持生殖器官清洁。

● 男生内裤也有讲究,内裤不仅要常换常洗,更应放在太阳光下照晒。另外,最好穿宽松、透气性强的棉织品内裤,过紧、散热差的内裤会使睾丸温度过高,影响它的生精功能,严重时可能对以后的生育能力造成影响。

● 如果被褥浸湿,需要拿到阳光下晾晒;内裤也需要单独清洗之后在通风、有阳光的地方晾干。

(4)外生殖器官是男生的薄弱环节,要防止损伤:睾丸是人体重要器官,它十分脆弱,因为在身体的外面,它很易受到伤害,上体育课或运动时要保护好自己的外生殖器官,可穿上弹力护身或杯形护身加以防护。特别要注意,不要踢他人的外生殖器官,也要防止被别人踢到,发生冲突时故意踢同学的外生殖器官是一种伤害行为!

(5)发生异常及时看医生：当发现尿道和生殖器官可能出现问题时应及时就诊，不要因羞于启齿而贻误病情。

7. 青春期的性反应

青春期在性激素的作用下，身体的性被唤醒，在性刺激的作用下，随之而来的是身体的性反应。

在动物界，我们看到雄鸟通过靓丽的羽毛在视觉上吸引配偶，狮子、老虎在发情的时候通过气味吸引对方。人类也是一样，人的身体通过听觉、视觉、嗅觉和触觉感受世界的各种信息，这些都可以是性的刺激。好听的情话、温柔的抚摸、清馨的体味和健康的外表等都可以成为性刺激，大脑接收到这些性刺激的信号，让双方的身体产生性反应，可以表现为脸红心跳、局促不安，有时候男生的阴茎会勃起，女生的阴蒂会膨大、阴道变得湿润。当然也可以通过直接刺激生殖器官而不通过大脑，让身体产生性反应。大脑并不是性敏感区，但是在性活动中起了关键作用。性反应是身体对性刺激的正常反应。

无论是男生还是女生，出现性反应都是正常的生理和心理现象。当我们能够正确认识性，正确看待性反应时，就能够更好地调节和控制性反应。

让大家困惑的是，性反应在不该出现的场合出现了，要怎么办呢？可以用深呼吸来调节，让自己放松；可以用想象放松，让自己全身的肌肉都松弛下来；男生可以假装蹲下系鞋带……这样的小方法非常多。不必为此感到尴尬，坚信有性反应是正常的。还有就是要穿宽松的裤子。

8. 管理好自己的性行为

性行为是人们为了满足性欲、追求美好体验的行为，可以分为两大类：一类是只有自己参与的，叫自体性行为，如性幻想、性梦和自慰；另一类是有伴侣参与的，如拥抱、亲吻、抚摸和性交。

(1)自己参与的自体性行为：性梦、性幻想是很多进入青春期的青少年常有的现象。俗话说日有所思夜有所梦，性梦是一种正常的生理和心理现象,它产生的原因是对性欲的自我压抑之后,身体本能释放来缓解性的张力,是机体的自我调节机制。性梦中的性高潮,能起到放松作用,是对现实生活中没有得到的性满足的一种补偿。性梦没有好坏之分,是自己的隐私,不去分享也不去打探,坦然面对。

性幻想可以理解为是白日梦、画饼充饥、想入非非,只要停留在幻想层面不去行动就可以啦。

进入青春期,有些人通过摩擦、抚弄或其他方式刺激生殖器官,让身体获得舒服的感觉,这种行为称为自慰。自慰是一种正常的行为,不是所有的人都要自慰,有些人的自慰能减轻精囊充满后引起的性紧张,所以有节制的自慰对健康并无影响。自慰是隐私行为,要保护好自己的隐私。自慰时,要注意卫生和安全。

(2)有伴侣参与的性行为:产生爱情的成年人通过拥抱、亲吻、抚摸和性交等行为表达对对方的爱意,建立亲密关系,满足性欲。无保护的性交行为可能会导致非意愿妊娠和性传播疾病等后果,青少年在生理、心理和社会交往方面尚未成熟,还需要做好各方面充分的准备,以便将来能承担起性交行为带来的责任。

韩历丽　鲍成臻(北京妇幼保健院)
黄莉莉(北京电子科技职业学院)

第三节　接纳独一无二的自己

1. 成熟性与幼稚性

青春期个体的心理活动往往处于矛盾状态,其心理水平呈现半成熟半幼稚性。

(1)成熟性:成熟性主要表现为对成熟产生了强烈追求和感受,这来自身体的快速发育及性的成熟。在这种感受的作用下,青少年在对人、对事的态度,情绪情感的表达方式以及行为的内容和方向等方面都发生了明显的变化,同时也渴望父母、教师能给予自己成人式的信任和尊重。

(2)幼稚性:幼稚性主要表现在认知能力、思维方法、人格特点及社会经验上。青少年的思维虽然已经以抽象逻辑思维为主要形式,但水平还有待提高,处于从经验型向理论型过渡的时期;由于辩证思维的水平还需要提高,所以在思想方法上有时会表现出片面性;在人格特点上还不像成年人那样深刻,情绪体验也不够稳定,承受压力和克服困难的意志力还不够充足;社会经验也没有那么丰富。

由于成熟性与幼稚性并存,所以青春期少年在心理上表现出一些矛盾,需要锻炼各方面的能力,让自己能应对成长中的挑战。

2. 反抗性与依赖性

青春期个体产生了一种强烈的成人感,进而产生了强烈的独立意识,对事物有了自己的思考,不盲目顺从,对父母、教师和其他成年人的意见并不完全听从。在生活中,从穿衣戴帽到对人对事的看法,有时会处于一种与成年人相抵触的情绪状态中。但是,青少年的内心并没有完全摆脱对父母的依赖,只是依赖的方式较之过去有所变化。童年时对父母的依赖,更多的是在情感和生活上;青春期时对父母的依赖则表现为希望从父母那里得到精神上的理解、支持和引导。

存在于青少年身上的反抗心理常带有复杂的性质。有时是想通过这种途径向外人表明自己已经具有了独立人格;有时又是为了做个样子给自己看,以让自己显得更有力量。实际上在生活中的许多方面,青少年还是需要成年人帮助的,尤其是在遭受挫折的时候。

3. 勇敢与怯懦

在某些情况下,青春期的个体能表现出很强的勇敢精神,但难免带有莽撞和冒失的成分,具有初生牛犊不怕虎的特点。这是因为:首先,青少年在思想上很少受条条框框的限制和束缚,在主观意识中没有过多的顾虑,常能果断地采取某些行动;其次,青少年在认识能力上具有局限性,使其有时无法立刻辨别危险的情况。

但在另外一些情况下,青春期的个体也会表现出怯懦。例如在公共场合常羞羞答答、不够坦然和从容,未说话先脸红的情况在少男少女中是常见的。这种行为上的局促是与缺少生活经验以及这个年龄阶段所特有的心理状态分不开的。

4. 否定童年与眷恋童年

进入青春期的个体,随着身体的发育成熟,成人意识越发明显,认为自己的一切行为都应该与儿童期的表现区分开来,力图从各个方面对自己的童年加以否定,从兴趣爱好到人际交往方式,再到对问题的看法,都想抹去过去的痕迹,期望以一种全新的姿态出现于生活的各个方面。

但在否定童年的同时,青少年的内心又留有几分对自己童年的眷恋,留恋童年时那种无忧无虑的心态,留恋童年时那种简单明了的行为方式及宣泄情绪的方式,尤其在各种新的生活和学习任务面前感到惶恐的时候,特别希望仍能像小时候一样得到父母的关照。

韩历丽　鲍成臻(北京妇幼保健院)

黄莉莉(北京电子科技职业学院)

第四节　呵护萌动的情感

1. 磁体的两极总能相互吸引

青春期随着性生理的逐渐成熟,男孩女孩会出现青春期性意识觉醒,如表现出对性的特别关注、兴趣和向往以及性的羞涩感等。伴随着性意识的觉醒及发展,性欲望也随之出现,并且比较强烈,具体可表现为想与异性进行交往、进行性尝试等。此外,处于青春期的青少年,性情感也进一步发展,对异性产生兴趣,认为异性对自己有吸引力,因此渴望了解异性,希望能够引起异性的注意,更向往与异性的交往,喜欢打听男女之间的事,在背后议论某某异性如何,想知道异性在想什么、干什么。很多人认为,只要和异性在一起学习、工作、活动,就劲头十足、心情愉快,便设法追求和创造这种环境。

青春期性心理的健康发展,除了受自身性生理发展的影响外,也会受到外部社会环境的影响。随着改革开放的深入,东西方文化的交融,人们的观念发生了翻天覆地的变化,这对性观念和性行为产生了深刻的影响。青少年的身心还不够稳定和成熟,是非判断能力还有待提高,有时容易受到社会不良信息和文化的影响。

2. 一边是爱情,一边是友情

爱情是双方基于一定的客观物质基础和共同的生活理想,在各自内心形成对对方最真挚的仰慕,并渴望对方成为自己终身伴侣的最强烈的、稳定的、专一的感情,是一种复杂、圣洁、崇高的感情活动。爱情由四个要素构成:一是性欲,这是爱情的生理基础和自然前提;二是情感,这是爱情的中心环节,表现为灵与肉融为一体的强烈感情;三是理想,这是爱情的社会基础,也是爱情的理性向导;四是义务,这是爱情的社会要求,表现为自觉的道德责任感。这 4 个要素相互联系,缺一不可。

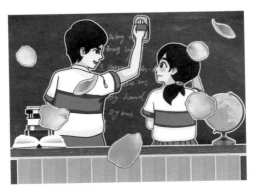

图 8-3 爱情与友情

青春期逐渐走出了团伙的交往方式,青少年交友的范围随年龄增长而逐渐缩小。朋友关系在青少年生活中日益重要,青春期早期朋友之间的友谊比以后各年龄段的朋友之间的友谊更直率,更容易被观察到。朋友关系对于青少年的心理发展水平和情绪稳定性是非常重要的,有助于探索自我、确定新的自我概念,寻求理解和支持,获得地位,克服孤独,提供情感上的支持。

3. 男女之间到底有没有"纯友谊"

在幼儿期和童年期,儿童的交往一般是不分性别的,经常是男女生在一起游戏,即使有时分出性别,也不是性别意识本身造成的,而是由于在兴趣方面可能存在差异。

进入青春期后,男女生之间的关系有了新的特点,双方都开始意识到了性别的问题,并逐渐对彼此产生了兴趣,异性交往增加。但是,在最初阶段对于异性的兴趣通常以一种相反的方式予以表达,比如在异性面前表露出一种漠不关心的态度,或者在言行中表现出对异性的轻视,或者以一种不友好的方式对待对方。总之,从表面看,男女生之间不是相互接近,而是相互排斥。逐渐地,男女生之间开始融洽相处。而且,一些男生和女生心中会有一个自己所喜爱的异性朋友,但一般都不将这种感情公开出来,在许多情况下这是一个永久的秘密。因为随着时间的流逝,青少年各方面的发展与成熟以及其价值观念的不断变化和调整,萌生于青春期的这种情感很可能就渐渐淡化了。

青春期男女同学之间的爱慕之情是纯真的、美好的、值得珍视的,但因为缺乏稳定性,很少有保持下来并最终走入婚姻的。如果青春期的爱情处理得当,对人的感情发展是有积极意义的。当一个青春期的少年喜欢上一个异性同学时,他当然也希望对方能接受自己,于是就能更加自觉地按照一个优秀少年的标准尽可能地去完善自己,从而促进各方面的发展。当然,在这个过程中,需要得到父母和教师的指导和帮助。

4. "小孩"也能有甜甜的恋爱

所谓早恋,指的是父母和教师对孩子和学生出现情窦初开、异性交往密切或者所谓"过密"的不支持的看法。其实青少年只要注重行为规范即可。作为文明素养的一部分,青少年在公共场合应注意举止文明,不影响他人,做事之前考虑后果。随着身体的发育,特别是进入青春期中后期,青少年对异性产生亲近爱慕的心理,是非常自然和正常的。在未成年阶段,不发生性交行为,是对自己和他人负责的表现。当青少年遇到问题时,应该第一时间向父母倾吐心声,尤其是遇到一些突发事件的时候,及时向父母求助与求救,作出理性和负责任的决定,减少遗憾。现在越来越多的父母,对中学生发生"早恋"持比较开明的态度,不去过度干涉,给孩子更多成长的空间,但并不是放手不管,而是关心、理解孩子,在孩子有困难的时候,伸出援助之手。

5. 爱情的果实不都是甜蜜的

青少年身体发育逐渐成熟,生殖器官和性功能趋向成熟完善,青少年有性冲动和性需要是正常的现象。如何让自己的成长脚步更加坚定? 第一,建议青少年推迟首次性交行为的时间,做负责任的性决策是一种能力,是一种对健康、生命、家庭和社会负责的能力。第二,学习正确的避孕知识,了解各种避孕方法,并正确使用,可以有效地预防非意愿妊娠。第三,如果发生性交行为一定要采取避孕措施,正确使用避孕套既可以预防非意愿妊娠,也可在一定程度上预防性传播疾病。第四,如果遇到非意愿妊娠,一定要尽早发现,告知父母或信任的成年人,作出对自己和他人负责的决定。

人工流产和药物流产是避孕失败的补救措施,人工流产是采用手术方法终止妊娠,而药物流产是用药物而非手术方式终止妊娠。不论是手术还是药物的方法,都有适应证和禁忌证,要去正规的医院,咨询医生后进行流产。青春期女性非意愿妊娠后终止妊娠会有健康风险,比如由于生殖器官发育不成熟,人工流产手术中可能会发生子宫穿孔等脏器损伤,还可能继发流产后的宫腔粘连、盆腔炎、月经失调,甚至不孕;药物流产可能会发生流产不全、出血时间长、出血多,严重时会导致感染,影响以后的妊娠,导致继发不孕。因此,青春期女性应正确认识和对待性行为,尽量避免非意愿妊娠发生。

韩历丽　鲍成臻(北京妇幼保健院)

黄莉莉(北京电子科技职业学院)

第九章　学习障碍　早期预防

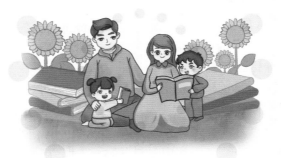

第一节 学习障碍概述

1. 什么是学习障碍

在现代社会中,接受教育对于孩子们来说已经成为最为重要的活动之一。在课堂上,有的孩子学习速度快,有的孩子学习速度慢;有的孩子学习起来很轻松,有的孩子学习起来很吃力。有这么一群孩子,他们既没有先天的生理缺陷——视力、听力、运动能力都十分正常,也没有智力上的不足或者学习兴趣不够,通俗地说,他们不残、不笨也不懒,但偏偏在学习表现上意外地落后于其他孩子。这就是我们所说的学习障碍。

19 世纪中期以前,人们对于学习落后的认识还比较局限,如果孩子没有先天的生理缺陷却学习落后,一般都会归咎于孩子愚笨或懒惰。1962 年,美国伊利诺伊大学的心理学家塞缪尔·柯克(Samuel Kirk)提出并定义了学习障碍(learning disorder),以此来描述这些意外学业落后(unexpected underachievement)的孩子。在柯克对学习障碍的描述中,学习障碍被定义为"由于可能的脑功能异常,而非智力低下、感觉丧失或者文化教育因素,导致在口语、阅读、书写、数学等方面技能中,存在一项或多项发展滞后、失调或迟缓"。

在柯克提出的学习障碍的定义中,就已经明确描述了学习障碍儿童的基本特点,同时,这个定义也打破了人们长期对于学习障碍儿童的偏见。定义提出后,学习障碍一词迅速被教育界乃至社会各界所接受。如今,关于学习障碍的定义,在柯克所定义的基础上,不同地区的各类组织机构延伸出了多种解释定义,但这些解释定义都包括以下几点内容。

（1）没有生理与智力缺陷。

（2）中枢神经系统可能存在的功能异常影响到大脑对信息的接收与加工方式。

（3）在特定的学习活动（例如：阅读、书写、计算等）中表现出困难。

2. 学习障碍的表现与影响

学习障碍儿童通常情况下会在学习上长期表现得相对落后，因此经常被误解为笨。但实际上在学习障碍儿童中，不乏高智商的聪明孩子，他们仅仅在特定的学习活动中表现不佳，而在其他任务活动上却能表现得相当优秀，被称为"高智商低成就"儿童。另外一个误解是觉得学习障碍的孩子很懒惰，实际上学习障碍的孩子往往会因为自己的落后而更加努力，即便这种努力无法带来期待的收获。也正是由于这种原因，这些孩子会在学习上变得气馁，显得懒惰。

虽然学习障碍可以通过一定的干预和支持方法得到改善，但目前无法完全治愈，这意味着学习障碍对于孩子的影响将伴随一生。更为严重的是，长期的成绩落后同样不利于他们的心理健康，造成焦虑情绪、习得性无助和低自我效能感，孩子变得越来越不自信，进一步影响学习效果，陷入恶性循环。除了学习障碍本身的影响，学习障碍儿童还会受到误解、偏见和歧视带来的心理伤害，特别是来自家庭、学校和同龄人的误解与偏见，这种误解与偏见会严重影响学习障碍儿童的健康成长。

3. 学习障碍的主要类型

学习障碍是在特定的学习活动中表现出来的，也就是说，学习障碍本身并不是特指某一种学习中存在困难，它是一个一般性概念，包括了各种特定学习活动障碍。这些特定的障碍有时会共同表现出来，形成更为复杂的多重学习障碍。

根据美国精神障碍诊断与统计手册（DSM-V）的标准，特定学习障碍的主要类型包括以下 3 种。

（1）阅读障碍：难以精确或流利地认字，字词解码和拼写能力不良,阅读准确性、流畅性和理解力存在问题。阅读障碍既可能发生在母语学习中,也可能发生在第二语言学习中。

（2）书面表达障碍：字词书写、语法以及标点使用准确性存在问题,书面表达清晰度与条理性不足。书写障碍是其中比较常见的类型。

（3）数学障碍：数字信息加工能力不良,对数学概念理解和数学知识的运用存在问题,难以良好地解决实际数学问题。计算障碍是一种典型的数学障碍,主要表现为计算准确性和流畅性较差。

4. 学习障碍的成因

孩子的学习效果受到多方面因素的影响,比如遗传因素、环境因素、性别因素、智力因素以及个体经验和兴趣等。随着越来越多的研究者关注和研究学习障碍,人们对于学习障碍的了解与认识也愈发深入,然而关于学习障碍的成因,目前的研究尚未给出一个明确的科学答案。研究者普遍认为,学习障碍是由中枢神经系统功能异常,并由此带来认知功能异常造成的,这种异常导致了学习障碍儿童的大脑对于信息的接收与加工方式与普通个体有所不同。不同类型学习障碍的神经系统以及认知功能的异常既有共性,又有差异。

5. 学习障碍的诊断

诊断学习障碍是一个非常复杂的过程,需由专业机构进行。首先需要排除生理缺陷（比如视力问题和听力问题）,然后要对智力水平进行评估,确定智力处在一般或者较高水平（智力低下会导致学习活动发生困难,但并不属于学习障碍）,最后对各方面学业成就进行评估。如果学生的学习潜力与学业成就存在明显差异,就可以推断存在学习障碍的可能。对于学习障碍的筛查与诊断,要充分考虑其本身的复杂性,必须全面而综合地进行检查。特别是对于多种学习障碍共患和存在相关并发症（例如注意力缺陷）的情况,更需要从多方面,采用多种量表或者综合性量表,依据多项指标,作出合适的诊断。

6．学习障碍的早期迹象

学习障碍在学前和学龄阶段会表现出一些迹象，特别表现为孩子的基本认知技能和运动技能发育迟缓。比如对于学前儿童，常见迹象有：口语发展迟缓、注意力不足、精细运动能力差、数字学习和字词启蒙困难等；对于学龄儿童，常见迹象有：字词发音混淆、字词识别困难、书写左右颠倒、计数／算术能力低下、记忆力差、协调能力不足。对于高年级的儿童，还可能表现出适应性问题，比如情绪控制问题和社会交往问题。

7．如何帮助学习障碍的孩子

父母和教师可以通过一定的帮助与支持，减少学习障碍对孩子造成的不良影响，甚至可以帮助他们改善学习表现，取得个人成就。

（1）充分了解学习障碍的孩子：首先，父母和教师要充分理解学习障碍的孩子，不要随便给孩子贴上笨或懒的标签，或者轻易批评孩子不努力、不好学。其次，父母和教师要帮助学习障碍的孩子完成必要的学习活动，避免孩子因为某一类型的学习障碍，影响到其他方面的学习，导致一再落后。最后，对于学习障碍的孩子，父母和教师要善于发现孩子的长处与闪光点，帮助孩子建立自信心，接纳自己的不足，发扬自己的优势。很多学习障碍的孩子都能在自己更加擅长的领域发光。

（2）及早发现和干预：及早发现并及早干预，可以帮助学习障碍的孩子提前做好准备，面对以后学习过程中可能会遇到的困难，避免相关的不利因素。对于不同类型的学习障碍，有不同的干预方法。总体可以分为3方面的干预：心理干预、教育干预和医学干预。

1）心理干预：由心理辅导工作者通过心理咨询与治疗技术，改善学习障碍的孩子的情绪和行为问题以及人际关系，提高其心理健康水平。

2）教育干预：结合家庭教育和学校教育两个方面，提供适合孩子学习能力发展阶段的帮助，比如增加亲子活动和家庭训练，在学校中调整教学策略和加强学习方法教学等,为学习障碍的孩子提供针对性帮助。

3)医学干预:基于学习障碍的神经生物学基础,通过医学手段对学习障碍的孩子进行干预,比如对于存在注意力缺陷多动障碍的孩子,可以使用药物进行干预。

在必要情况下,可以采取 3 方面干预方法相互配合,来帮助孩子应对学习障碍。

毛珩宇　刘馨阳　刘 丽(北京师范大学)

第二节　阅读障碍

1. 典型案例

贺贺聪明又活泼。从小爸爸妈妈就给贺贺买了很多儿童读物,陪着她一起看,希望她将来能够喜欢读书。然而,妈妈发现贺贺似乎对书上的图画更感兴趣,对文字兴趣却不大。上小学后,贺贺的语文成绩并不理想,相比于一般的小朋友,她的字词学习非常缓慢,总是记不住字词的读音,学了几遍的字词再次遇到还是不认识,写不对。到了三年级时,贺贺的语文成绩愈发落后,阅读成为一项非常困难的任务。同时,读写方面的落后开始影响其他学科的学习,完成书面作业要花大量时间读题。

2. 什么是阅读障碍

在我国适龄儿童群体中,有 5%~8% 的孩子面临着贺贺一样的困难处境。这些孩子智力正常,但是在同等的教育机会下,表现出字词识别准确性低、不流畅以及听写能力差等特点,阅读水平也显著低于同龄儿童。在美国精神障碍诊断与统计手册(DSM-V)中,这种特定的学习障碍被称为阅读障碍。

3. 阅读障碍的广泛影响

由于阅读是一项基础学习技能,存在阅读障碍的孩子在其他学科上也往往会表现出一定的落后。如果落后长期持续,孩子会对学习变得愈发消极,陷入恶性循环。研究表明,阅读障碍在学习障碍群体占比约为 70%,往往会对孩子的学业造成严重影响。更加糟糕的是,由于成绩落后,阅读障碍的孩子还有可能遭到父母和老师的误解以及同龄人的排斥,进一步影响其心理健康。

4. 阅读障碍的成因

阅读障碍是一种有遗传基础的神经发育障碍。研究发现,在父母双方或者一方有阅读障碍的情况下,孩子表现为阅读障碍的可能性将提升 35%~45%。分子遗传学的研究结果也表明存在多个阅读障碍的易感基因。

阅读是一项高级且复杂的认知参与活动。研究发现,汉语阅读障碍儿童会表现出多种认知缺陷:比如正字法意识缺陷影响对造字规则的理解和字形的记忆,语素意识缺陷影响词义理解,自动化加工缺陷影响字词识别和阅读的流畅性,语音意识缺陷影响字词识别过程中的形 - 音转换过程。

此外,阅读障碍儿童存在注意缺陷和工作记忆缺陷的可能性也明显高于正常发展儿童。在神经层面,与正常发展儿童相比,阅读障碍儿童在脑功能和结构上存在异常。一些研究发现,汉语阅读障碍的孩子在大脑左半球和阅读有关的区域存在脑功能激活不足,特别是在左脑枕颞、额中回、额下回等区域。另外有研究发现,阅读障碍孩子的右脑枕叶、小脑同样存在结构与功能的异常。

5. 阅读障碍的早期识别

阅读障碍一般不会随着年龄增长或者学习经验的积累自然康复,这也是父母和教师对阅读障碍认识的误区之一。许多孩子早期出现阅读障碍的征兆时,父母会错误地认为孩子还小,上学之后或者到了高年级会慢慢改善,并因此错过最佳干预时期。及早识别并进行恰当的帮助与干预,可以在一定程度上改善儿童的阅读表现。

下面是一些早期识别的指标:

(1)家庭中存在阅读障碍成员。

(2)发展过程中出现语言方面发育迟缓(如说话过晚、发音异常)。

(3)文字符号敏感度低,对阅读没有兴趣。

(4)字词识别困难,容易混淆同音字与形近字。

(5)阅读速度缓慢,朗读时经常出现漏读、错读、跳字、跳行。

6. 阅读障碍的干预

当前最常用的行为干预大多以对阅读障碍核心损伤的认识为出发点,旨在通过改善障碍儿童在特定认知加工中的表现来提高阅读表现。有的干预方案关注语言相关的认知加工,如语音意识,正字法意识,形音整合;有的干预方案则关注注意广度、工作记忆等一般性的认知加工。

另外一些干预方案则关注更为整体和综合的特征,例如针对词、句子、篇章的阅读训练。随着脑科学研究的快速发展,非侵入且无损伤的神经调控技术也被发现可以提高个体的阅读表现和改善相应的神经活动过程,不过神经调控技术依然处于探索与研究阶段,还需要一定的时间才能投入到实践当中。

7. 如何帮助阅读障碍的孩子

阅读障碍的孩子非常需要来自父母和教师的理解与支持。

(1)父母要做好孩子的"脚手架",积极帮助孩子共同克服困难。比如:和孩子一起挑选合适的书籍,进行亲子共读活动,可以帮助孩子培养阅读兴趣(图 9-1)。在阅读过程中遇到困难时要多鼓励孩子,减少孩子的挫败感。

(2)在长期的训练和干预过程中,父母要保持良好的参与度,最重要的是让孩子在克服困难的过程中不会感到孤单。此外,父母要和教师保持良好沟通,避免孩子在学校中遭到误解,通过家校沟通共同保障阅读障碍的孩子学习进步和身心健康。

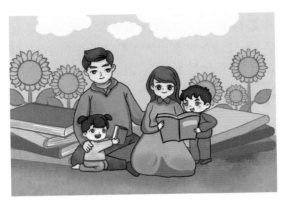

图 9-1　亲子共读

(3)教师要根据孩子当前的阅读水平适当调整教学目标和教学策略,并对孩子即使微小的进步给予及时的鼓励。教师还要关注孩子的同伴关系,如果发现孩子受到社交孤立,要及时帮助孩子良好地应对。

(4)除了帮助、改善孩子落后的阅读能力,父母和教师要善于发现孩子的长处,关注并支持孩子其他领域技能的发展。从历史上来看,不乏有一些阅读障碍者凭借阅读之外的其他技能取得了出色的成就。

毛珩宇　高丹琪　刘 丽(北京师范大学)

第三节　书写障碍

1. 典型案例

在老师眼中,小李是一个机灵的五年级男生。他在课堂上表现良好,阅读课文没有困难,回答问题思路清晰。但下课一动笔,就像换了一个人。作业本上字迹凌乱,忽大忽小,有时好几个字挤在一起,有时一个字的部件拆分得很远。老师边看边猜才能勉强辨认。抄写时小李不是这里多一笔,就是那里少一笔。他总感觉考试时间不够用,作文写不完已是常态。为了解决小李的书写问题,老师要求他仔细认真,父母督促他勤加练习,但始终没有明显改善。

2. 什么是书写障碍

小李的困境并不是个例。在学校中,有 7%~15% 的学生在获得书写能力的过程中会面临相似的问题。这些学生智力正常、学习态度端正,没有感觉器官或运动系统的损伤,阅读能力也无异常,但书写能力却明显落后于同龄人,这持续地影响他们的日常学习和生活。这种特定的学习障碍称为书写障碍。

3. 书写障碍的成因

书写是一个复杂的认知过程(图 9-2),造成书写障碍的原因,可能来自书写认知过程中的任何一个"环节"。正因如此,书写障碍的成因是多种多样的。

不论是通过听觉输入(如听写),视觉输入(如看图写字),还是自发书写,当想写"苹果"两个字时,中心过程(又称拼写过程)都会通达正字法的长时记忆。这是因为正字法的长时记忆中存储着所学汉字的全部字形信息以及它们的书写规则。之后,正字法长时记忆中与"苹果"相关的书写信息,会被提取到正字法工作记忆里进行更精细的排列组合。当抽象的字形符号在脑中形成,周围过程(又称手写过程)随之开始,把抽象的字形变成书写的动作计划,并控制肌肉运动写出汉字。

研究者发现,正字法长时记忆和正字法工作记忆缺陷是汉语书写障碍主要的成因。受损的患者,无法在正字法长时记忆中提取有效的字形和书写规则信息,或者无法对提取出的信息在正字法工作记忆中进行加工,因此不能形成抽象的字形符号。同时,研究者还发现,动作计划和精细运动能力的损伤会导致患者虽然可以在大脑中形成抽象的字形,但由于不知道某个笔画应当如何来写,或者无法控制肌肉运动,写出来的字往往和想的不一样。

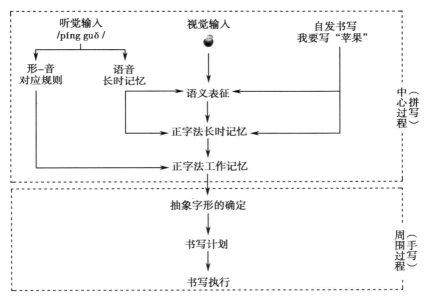

图 9-2　书写认知过程

神经影像学的研究发现,书写障碍有其神经生理基础。书写障碍患者的左侧额下回、颞下回、梭状回以及顶内沟激活不足。左侧颞枕区、额下回、缘上回、楔前叶的功能连接模式与正常发展者相比存在差异。

4. 书写障碍的早期识别

对汉语儿童来说,书写障碍引发的学业和情绪困扰主要发生在2个时期。第一个时期是开始学习书写的一、二年级;第二个时期是对书写要求逐渐增加的五、六年级。随着年龄增长,书写障碍对儿童的影响日趋增大。及早识别书写障碍显得尤为重要。

下面是一些典型的书写障碍早期表现：

(1)握笔姿势不正确,离笔尖太近或太远。

(2)运笔时,关节和身体不自然扭转。

(3)手部及胳膊容易酸痛。

(4)经常写出边框。

(5)无法合理分配字的空间布局,笔画和笔画,字和字的间距总是改变。

(6)字迹不稳定,不规律,同一个字或者同一个笔画的形状在书写过程中不断改变。

(7)抄写和听写困难。

(8)时常漏掉或增加某些字或笔画。

(9)书写速度缓慢。

(10)经常涂抹修改。

(11)无法对书写内容进行自我检查。

需要注意的是,书写障碍儿童的表现是多种多样的。不是以上所有的行为表现都满足,才是书写障碍;也不是满足其中的一两条,就是书写障碍。书写障碍可以单独发生,也常与其他感觉障碍、阅读障碍、协调障碍、多动症共患。仅依靠行为观察得出结论是不可靠的,书写障碍的诊断应当由专业人员通过专业测验评定。因此上述早期表现仅供父母和教师参考,旨在提高对书写障碍的认识和警觉。

5. 如何帮助书写障碍的孩子

父母和教师首先要意识到书写障碍不是由孩子的态度或智力问题造成的,书写障碍背后藏有孩子不可控的认知损伤和神经缺陷。在正确认识书写障碍的基础上,父母和教师可以采取以下策略:

(1)日常多注意观察孩子是否有书写障碍的表现。汉语儿童在初学汉字的一、二年级,以及对书写要求迅速提高的五、六年级,容易发现问题。

(2)为书写障碍的孩子提供心理支持,接受、理解、耐心、鼓励。

(3)用大的田字格或横线格书写,带有宽线条的纸张能够帮助孩子组织空间结构。

（4）纠正孩子的写字姿势，或帮助他们找到自己最舒适的写字姿势。

（5）用孩子最喜欢、最舒适的笔书写，不要着急使用钢笔或签字笔。

（6）不要求一次写好，给孩子写草稿和练习的机会。

（7）允许孩子用课堂录音代替课堂笔记。

（8）允许孩子使用口头作业等代替书写作业。

（9）给孩子更多的时间完成作业。

（10）增加孩子手部精细动作练习，如积木、捏橡皮泥、描写汉字等。

（11）增加孩子视觉空间练习。详细解说汉字部件和笔画的空间排布方式。

高丹琪　刘 丽（北京师范大学）

第四节　数学学习障碍

1. 典型案例

小凯是小学六年级男生，12 岁半。在图形推理、句子理解和三维空间想象任务中的标准分是 109 分、119 分和 111 分，均是较好的成绩（100 分是平均分），说明小凯有正常的归纳推理能力、阅读理解能力和空间想象能力。他在简单计算（如 17−8=？）和稍复杂计算（如 67−28=？）的标准分分别是 49 分和 65 分，远低于平均分，说明可能存在计算障碍。

数学是科学之王，也是人类日常社会生活中必不可少的知识与技能。怎样学好数学成为很多父母关心的话题；有一些学生学习数学时存在障碍，我们需要了解这种障碍的成因和干预障碍。

2. 什么是数学学习障碍

数学学习障碍指由于大脑发育和认知加工问题导致的数学学业表现不佳，以及学习新的数学知识感到困难等。基于数学领域，可以有不同类型的障碍，其中计算障碍是一种典型的数学学习障碍。关于计算障碍，一个较为严格的界定是，即使提供了干预和帮助，但仍存在持续的（例如至少 6 个月）计算困难，计算流畅性较差。在智力基本正常的前提下，低于平均水平 1.5 个标准差，计算障碍的发生率大约在 6%，这是一个全世界的平均水平。中国小学生也有类似的发生率。

数学学习障碍的范围大于计算障碍，例如，除了计算障碍，可能在数学概念理解、数学知识言语表达、抽象的数学推理、实际数学问题解决等方面也存在困难。按照低于平均水平 1.5 个标准差这个界定标准，一个中国初中生样本的数学学习障碍的发生率大约为 15%（没有排除因智力、环境因素引起的数学学习障碍）。

3. 数学学习障碍的表现及影响

对于计算障碍而言，直观的表现就是计算总出错误、计算速度很慢，到了小学中、高年级还不得不借助口头数数、实物数数等来完成计算任务；对于广泛的数学学习障碍，也是做题容易出错、速度很慢，尤其学习新知识感觉难以理解；难以形成知识间的融会贯通，不能综合运用数学知识解决多步骤的数学问题。不管是计算障碍还是广泛的数学学习障碍，可能伴随着数学焦虑，即对数学的害怕情绪。

数学是数理化即理工科学习的基础，也是学生走出校门多数职业发展的基础；因此，数学学习障碍既影响数学知识获得和技能发展，也影响相关学科能力的形成和未来职业发展。

4. 数学学习障碍的成因

脑成像研究表明，计算障碍儿童在大脑顶内沟区域的灰质密度较小,即存在神经系统发育迟缓。在认知行为研究中,计算障碍学生存在着形状知觉加工速度问题,即难以有效快速分辨不同的抽象符号。计算障碍的脑与认知上的原因,可能受先天因素影响。对于计算障碍,智力的影响作用较小。

更为广泛的数学学习障碍,智力因素的影响作用比较大;空间能力的不足也是导致数学学习障碍的另一个原因,毕竟数学加工高度依赖空间的作用,例如需要构造抽象的空间表示数(如数轴、平面坐标系等)、数量关系等。

5. 数学学习障碍的早期识别

计算障碍的早期识别可以基于简单的数字计算,例如 10 以内的加减运算,或者采用更为简单的物体数数的方法。这些任务都涉及基本的数字符号的加工。

一般的数学学习障碍的早期识别需要利用自适应式的成就测验。需要针对数学知识的 3 种典型表达形式进行识别,即从符号化、情境化和言语化表达方面识别数学学习障碍。其中符号化数学学习障碍包括计算障碍。

也可以采用认知测验的方法进行数学学习障碍早期识别。评估数学学习的一般认知能力和数学认知能力,它们没有包含数学知识或者需要的数学知识很少。

6. 数学学习障碍与阅读障碍的共患

计算障碍与阅读障碍存在共患,即学生可能同时存在这 2 种障碍。其中原因之一是这两者有共同的认知机制,例如形状知觉速度问题可能同时导致计算障碍和阅读障碍。

7. 如何帮助数学学习障碍的孩子

对于非专业的父母而言,发现孩子数学学习存在一些困难并不难,但是,一定要让孩子去做专业的评估。由专业人员经过评估确定是否有障碍、明确障碍类型以及背后的原因,完成这些需要借助认知评估、数学学业评估甚至脑的评估。

在评估的基础上,接受专业指导,可以在家庭完成或者特殊机构完成一些干预活动。对于计算障碍,认知干预的方法和中国珠算的方法都是有效的方法。尤其是珠算的方法,在近期一项研究中发现,可能消除实验班的计算障碍(实验班计算障碍的发生率为0)。对于数学学习障碍,需要开展有针对性的认知和课程干预,例如可以借助一些计算机辅助学习系统,并且通过与孩子的互动,完成基础数学课程知识的学习。

周新林(北京师范大学)

第五节 第二语言阅读障碍

1. 典型案例

阳阳,10岁,小学四年级学生,在英语读写方面存在困难,让父母和老师很头疼。具体表现为:课堂上老师让拼写的单词不能准确拼写出来,要么是将某个字母拼写错误,要么是将不同字母的顺序进行了调换,更严重的是将单词拼写成了与该单词读音完全不同的单词。除了拼写方面比较差之外,在阅读上,不能准确和流畅地将英文单词成功拼读出来,表现为落掉某个发音,或将单词完全读错,或干脆不会读。

2. 什么是第二语言阅读障碍

第二语言的学习存在着较大的个体差异,有些儿童在外语学习中费时费力,表现出学习障碍,却没有明显的来自学习动机、兴趣及智力方面的原因。在这些儿童中,较为典型的是第二语言阅读障碍,即拥有正常的智商、受教育水平和受教育机会,但其第二语言的阅读准确性和速度均显著低于同年龄段儿童。

3. 第二语言阅读障碍的表现及影响

第二语言阅读障碍的儿童在阅读单词的准确性和流畅性上都低于正常儿童。除此之外，第二语言阅读障碍的儿童会犯更多和语音以及字形相关的拼写错误。脑成像研究发现，第二语言阅读障碍儿童在语音加工中会表现出脑功能激活缺陷。英语作为第二语言的阅读障碍有其特殊的神经基础，与母语阅读障碍并不完全相同。

第二语言阅读障碍会带来一些负面影响，最直接的影响就是第二语言成绩不好，进而可能会对未来的求学和求职造成不利影响。此外，在生活中看一些外语类的影片视频或者书籍存在困难，与外国人交流不畅等。

4. 第二语言阅读障碍的成因

关于第二语言阅读障碍的成因，目前主要有两种观点。

(1)母语阅读障碍和第二语言阅读障碍有共同的认知缺陷。其中，母语语音、语义和句法中某一方面存在缺陷都会对第二语言学习产生负迁移，尤其是语音。

(2)由于母语和第二语言两种语言在从形到音的转换规则方面存在差异，儿童阅读英文时需要掌握通过字形来通达语音的这种发音规则，如果没有满足儿童在文字解码这方面的需求，可能会造成第二语言阅读障碍，第二语言区别于母语的特异性可能是导致第二语言阅读障碍的原因。

第二语言学习还会受到语言学习环境因素的影响。如果儿童暴露在第二语言环境的时间不足，或者儿童投入到第二语言学习的时间不足，也有可能会造成第二语言的阅读能力不足。因此，第二语言阅读能力不足是由于缺乏第二语言环境所导致的落后还是真正的阅读障碍，需要仔细分辨。

5. 第二语言阅读障碍早期识别及干预

有研究发现,幼儿园时期母语的语音意识以及快速命名能力可以显著预测学龄期的第二语言阅读能力。因此,可以通过幼儿园时期儿童母语的语音意识和快速命名能力来预判儿童在学龄期出现第二语言学习障碍的可能性。

脑成像研究发现,第二语言阅读障碍儿童的缺陷主要体现在语音加工。并且不管英语作为第一语言还是第二语言,在视觉和听觉两种模态中,英语阅读障碍的神经机制都是相似的。因此,可以根据英语为母语儿童的现有干预方案来制定英语为第二语言的阅读干预计划,以及通过加强对中国儿童的英语语音层面的干预来提升儿童的英语能力。

6. 第二语言阅读障碍与母语阅读障碍的共患

在汉语为母语的英语学习者中,患有第二语言阅读障碍的儿童通常在汉语语音意识、语音记忆和快速命名上存在缺陷,说明这些儿童也存在广泛的母语阅读技能缺陷。另一方面,汉英双语儿童如果存在母语阅读障碍,则同时患有第二语言阅读障碍的可能性会高达36%。最近有研究考察了第二语言阅读障碍和母语阅读障碍的共患关系及其脑机制,发现汉英双语阅读障碍儿童在完成汉语阅读任务和英语阅读任务时既涉及母语和第二语言共同性神经缺陷,又涉及特异于母语或第二语言的神经缺陷。

7. 如何帮助第二语言阅读障碍的孩子

(1)父母和教师不应随便为孩子贴上"第二语言阅读障碍"的标签。因为我们往往无法确定孩子出现的阅读障碍是因为母语环境中第二语言暴露不足,还是投入的第二语言学习时间不足,还是学习方法不正确。在孩子平日的学习生活中,父母和教师需要为孩子尽力创造出丰富的第二语言学习环境,这对孩子充分熟悉第二语言单词是有帮助的,对第二语言单词熟悉度的逐渐提升有助于孩子之后阅读水平的提升。

（2）教师在教学过程中可以对第二语言单词的拼写规则和发音规则进行讲解，从第二语言的字形和语音两个方面并重教学。

（3）教师要不断加强孩子第二语言的阅读和口语的练习。

（4）如果孩子同时存在母语阅读障碍，通过提高母语阅读能力，在一定程度上会促进孩子第二语言阅读水平的发展。

张　佳　丁国盛（北京师范大学）

第六节　学习障碍与注意缺陷多动障碍的共患

1. 典型案例

豆豆，9 岁，小学三年级。他从上学以来就是任课老师最头疼的学生，上课不遵守课堂纪律，在课堂上坐不住，经常东张西望，乱扔东西，在作业本上乱写乱画。不能集中注意听老师讲课，甚至干扰同学认真听讲。课外活动中动作不协调，不听老师的指挥。和同学互动时攻击性强，同伴关系差，同学们都不爱和豆豆玩。在家里，豆豆任性冲动，遇到想做的事情如果不能满足就会大喊大叫。此外，豆豆不爱写作业，经常需要提醒，在监督下才能完成，而且作业完成质量很低。如果被父母或老师批评了，会表现出易激动、冲动、任性的情绪。通过父母和老师的观察，豆豆的脑子并不笨，但因为好动分心，考试常常不及格。

2. 什么是注意缺陷多动障碍

注意缺陷多动障碍（attention deficit hyperactivity disorder，ADHD）是一种较为常见的儿童发展障碍，也称为多动症。表现为具有与年龄不相符的注意力集中困难、活动过度、情绪及行为异常且伴有学习障碍、认知功能障碍等。注意缺陷障碍的患病率一般为3%~5%,男女比例为4:1。

注意缺陷障碍是造成学习障碍的重要原因之一。以阅读为例,儿童阅读需要各种言语技能和认知技能的参与,注意缺陷多动障碍所表现出的认知缺陷不利于儿童学习和发展,进而有可能发展出阅读障碍。因此,ADHD儿童与学习障碍共患率很高,为31%~45.9%,典型的有阅读障碍、数学障碍和书写障碍等。

3. 阅读障碍与注意缺陷多动障碍的共患

ADHD与阅读障碍的共患率为35%~40%。共患表现为孩子的认知缺陷泛化到了阅读和写作中,阅读时注意力不集中,出现跳行、跳段的现象,而且即使花很长时间去读字词,错误率仍然很高;在写作时,拼写、语法、构思等方面都很困难。国内外对于ADHD和阅读障碍的共患研究表明,与单纯的ADHD或阅读障碍患者相比,两者共患群体的认知与心理功能损伤更严重,共同的认知缺陷可能是加工速度。

关于阅读障碍与注意缺陷多动障碍共患的成因,可能源自多种因素的交互作用。遗传和环境是导致两种障碍发生共患的关键因素。这两种因素通过影响大脑的结构和功能发育,并引起相关认知功能的损害,最终导致了注意缺陷多动障碍和阅读障碍的共患。在大脑的结构和功能方面,阅读障碍组、注意缺陷多动障碍组和共患组均存在辅助运动区/前扣带回的皮层厚度减少。该脑区的异常可能会增加儿童患阅读障碍或注意缺陷多动障碍的风险,进而导致共患。除此之外,阅读障碍组和共患组在左侧额下回表现出一致的缺陷,阅读障碍组在左侧梭状回、共患组在左侧颞中回表现出特异性缺陷。

4. 数学障碍与注意缺陷多动障碍的共患

ADHD与数学障碍的共患率为12%~30%。研究表明,与ADHD

儿童相比,除注意缺陷外,数学障碍共患注意缺陷多动障碍的儿童在推理、分类、组合、抽象、概括等方面能力较弱。由于ADHD儿童存在认知效率(工作记忆容量和加工速度)的相对低下,而数学学习需要信息存储和加工,所以工作记忆和加工速度缺陷可能会使儿童表现出数学学习能力不足的症状,进而导致共患。

共患儿童的具体表现为:无法记住数字的基本概念,难以记住和运用之前学过的知识等;通过大声说话或者手指计数来帮助计算;处理复杂信息的能力较弱,在理解数学试题上有困难,很难忽略问题中的无关信息,当复杂题目包括多个程序和步骤时计算有困难。

在注意缺陷多动障碍与数学障碍的成因上,一项关于家族风险分析的研究表明,数学障碍或注意缺陷多动障碍的遗传率并不受另一种障碍的影响,这支持了在家庭中独立遗传且病因不同的假设。

5. 如何帮助注意缺陷多动障碍及共患学习障碍的孩子

当父母发现孩子在学习过程中有严重的注意力问题时,不应该批评孩子不努力或者不用心,而是应该及时带孩子到专业的医院看看。除了采纳医生的治疗建议以外,父母和教师要为孩子提供足够的心理支持,帮助孩子建立良好的行为习惯。父母和教师的陪伴和持续的信心能够给孩子创造一种长期、积极的环境,使孩子减少对抗行为,逐渐展示具有良好行为的能力。《柳叶刀:儿童青少年与健康》期刊发表了相关文章,探讨了如何最大程度促进ADHD儿童的健康和学习发展。以下几点可以为父母和教师提供一些参考。

(1)父母要保持积极乐观,对孩子要有信心和耐心,经常与孩子交流发生在孩子身边的事情,鼓励孩子说出自己的看法和想法,逐步和孩子建立起信任的"桥梁"。

(2)父母要为孩子营造有助于集中注意的学习氛围,避免不必要的外界干扰。

(3)家庭成员之间要协作一致,帮助孩子建立起规则意识。

(4)帮助孩子一步一步完成任务,如简化作业的要求,一次只给一项作业,在完成后及时反馈,逐步增加作业的要求等。

(5)及时促进孩子的良好行为,当孩子表现好时,要及时鼓励和赞扬孩子,建立孩子的自信。

(6)当孩子表现出反抗、冲突的行为时,父母和教师要走进孩子的内心世界,倾听孩子的心声,了解产生问题行为的原因和实质。

陈 洁 丁国盛(北京师范大学)

第十章　预防为主　减少疾病

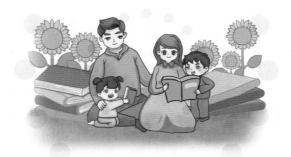

第一节　传染性疾病

1. 什么是传染性疾病

传染病是由各种病原微生物感染人体后产生的有传染性、在一定条件下可造成流行的疾病。历史上人们称传染病为瘟疫，每一场瘟疫的流行，都是以生命作为代价的，在科技如此发达的今天，新型冠状病毒感染暴发初期，仍无情地夺走了很多人的生命。

在落后的古代社会，一场瘟疫的横行，意味着人间炼狱、尸横遍野，可以让一座城市成为一座"死城"，一座"空城"。那末日一般的情景在薄伽丘所著的《十日谈》中可见一斑："行人在街上走着走着突然倒地而亡；待在家里的人孤独地死去，在尸臭被人闻到前，无人知晓；每天、每小时大批尸体被运到城外；奶牛在城里的大街上乱逛，却见不到人的踪影……"

暴发于 1918—1919 年间的西班牙流行性感冒，在不到两年的时间里席卷全球，全球近 60% 的人感染，流感暴发时正处第一次世界大战爆发期间，而流感造成的死亡人数甚至超过了因战争而死亡的人数，因为这场大流感，第一次世界大战提前结束，各国不得不集中力量来应付这场"天灾"！

在我国，虽然传染病已不再是引起死亡的首要原因，但是有些传染病，如病毒性肝炎、结核病等依然广泛存在，对人们健康危害很大。而且，还有新发传染病出现，如严重急性呼吸综合征、甲型H1N1 流感、新型冠状病毒感染等，国外流行的传染病亦有可能传入我国。

人们通常说的"感染"实际上是病原微生物与人体之间相互作

用的过程。病原体进入人体后可引起相互之间的斗争。由于适应程度不同,在相互斗争的过程中可产生各种不同的表现,例如发热、发疹、疲乏、厌食、头痛、肌肉关节疼痛,还有肝、脾、淋巴结肿大等,严重的可出现呼吸衰竭、休克,甚至死亡。

传染病的致病因子是活的病原微生物,任何传染病都是由特异的病原体所引起的。传染病能在人与人或动物之间直接地或通过媒介物相互传播,即有传染性。传染病的病原体由传染源排出,经过一定的传播途径,侵入易感者机体而形成新的感染,并不断发生、发展即构成了传染病的流行过程。在流行过程中,传染源、传播途径和易感人群这 3 个环节,缺少其中的任何 1 个环节,传染病就不会发生流行。

2. 传染性疾病分类

传染病的分类有很多种,按照病原微生物的种类不同可分为:病毒、细菌、寄生虫、真菌、立克次体等。其中,病毒性传染病大家耳熟能详,例如病毒性肝炎、流行性感冒、狂犬病和艾滋病等。细菌性传染病也比较常见,例如细菌性食物中毒、细菌性痢疾和结核病等。寄生虫病中的蛔虫病和蛲虫病在儿童青少年中是常见病。

病原微生物从一个人或动物到另一个人或动物的途径叫作传播途径,传染病按照传播途径的不同,可分为呼吸道、消化道、直接接触、虫媒、血液和体液传播的传染病。其中,呼吸道传播包括流行性感冒、结核病等;消化道传播包括细菌性痢疾和某些病毒性肝炎等;接触传播包括某些寄生虫病和流行性感冒等;血液、体液传播包括艾滋病、乙型和丙型病毒性肝炎等。有些传染病不止一种传播途径,即一种传染病可以有多种传播途径。

我国对传染病是有立法的。根据《中华人民共和国传染病防治法》(以下简称《传染病法》),按照传染病的烈性程度及管理办法分为甲、乙、丙 3 类。甲类包括鼠疫和霍乱,为强制管理的烈性传染病;乙类包括艾滋病、病毒性肝炎等;丙类包括流行性感冒、流行性腮腺炎等。

3. 传染病的危害

人类自有文字记载,就记录有与传染病作斗争的轨迹。比较完整的是雅典的修昔底德,他记录了 2 400 多年前,瘟疫几乎摧毁了全雅典;1566 年,人们记录了疯狗所致的狂犬病;1817—1923 年的百年中,共发生了 6 次世界性霍乱大流行;1918—1919 年的西班牙流感导致 2 500 万人死亡;1981 年出现了艾滋病,其所造成的全球性问题已是人所共知;2002—2003 年,西尼罗病毒在美国和加拿大导致数千人患病;同时期 SARS 病毒引起的严重急性呼吸综合征,影响极为深远。

迄今为止,世界上宣布已消灭的传染病仅天花一种而已,某些传染病只是患者数大为减少,还远未达到消灭的标准。传统传染病持续威胁着人类,而新的传染病又不断涌现,这就给人类增加了沉重的压力。随着科技的不断发展,人类是否有可能遏制住传染病的威胁?答案恐怕是"否"。细菌和病毒都是地球上非常古老的物种,细菌在地球上存在的时间为 30 亿年左右,病毒的结构简单、原始,其存在的时间应比细菌更久远,而人类在地球存在的时间是在新生代的第四个阶段,距今仅 240 万年而已,细菌、病毒在地球上经过了千锤百炼造就了与自然作斗争的本领。以细菌为例,20 世纪 40 年代,青霉素问世,极大地减少了细菌感染的死亡率,80 年过去了抗生素及化学合成的抗菌药物繁多,常用的就有 100 多种,可是细菌感染的病死率仍相当高,因为细菌可以通过各种办法来产生耐药,所以当今世界在抗细菌感染方面,人类仍处于一个比较被动的局面。病毒也一样,病毒很擅长变异。细菌、病毒都有许多对付人类的撒手锏。

4. 预防疾病传染的有效措施

(1)发现传染源:传染病的预防通常从构成传染病流行的 3 个基本环节采取综合性措施。早期发现传染源才能及时进行管理,这对感染者本身及未感染的群体均很重要。传染病的报告制度是早期发现、控制传染病的重要措施,可使防疫部门及时掌握疫情,采取必要的流行病学调查和防疫措施。具体的报告制度在《传染病法》中有明确规定,任何个人和单位有违背该法的言行均要负法律责任。

(2)切断传播途径:对于各种传染病,尤其是消化道传染病、虫媒传染病和寄生虫病,切断传播途径通常是起主导作用的预防措施,包括隔离和消毒。

1)隔离是指将患者或病原携带者妥善地安排在指定的隔离单位,暂时与人群隔离,积极进行治疗、护理,并对具有传染性的分泌物、排泄物、用具等进行必要的消毒处理,防止病原体向外扩散的医疗措施。

2)消毒则是切断传播途径的重要措施,包括消灭污染环境的病原体和传播媒介。所以,搞好环境卫生是预防传染病的重要措施。

(3)保护易感人群:保护易感人群的措施有 2 个方面。①提高机体免疫力:这一措施包括改善营养、锻炼身体和提高生活水平等,可提高机体的非特异性免疫力。在传染病流行期间,应保护好易感人群,避免其与患者接触。②预防接种:采取有重点有计划的预防接种,提高人群的特异性免疫水平。由于人类普遍接种牛痘疫苗,现已在全球范围内消灭了曾对人类危害很大的天花。我国在儿童中坚持实行计划免疫,全面推广口服脊髓灰质炎疫苗,目前我国已基本消灭脊髓灰质炎。可见,预防接种对传染病的控制和消灭起着关键性作用。

郝 莉　朱 冰　陈树昶(杭州市疾病预防控制中心)

第二节　常见传染病的防治

1. 病毒性肝炎

(1)世界肝炎日:每年的 7 月 28 日是"世界肝炎日",世界卫生组织呼吁:到 2030 年消除病毒性肝炎这一公共卫生威胁。病毒性肝炎是由多种肝炎病毒引起的,以肝脏损害为主的一组全身性传染病。

(2)肝炎病毒分类:根据目前公认的肝炎病毒的病原学分型,常见的肝炎病毒可分为甲、乙、丙、丁、戊5种。其中,甲型和戊型主要经粪-口途径传播,随着人们生活水平的提高、环境卫生改善以及食品安全工作的加强,甲型、戊型病毒性肝炎的发生率逐渐下降。而乙型、丙型与丁型病毒性肝炎主要经非消化道如血液、体液等途径传播。我国乙型、丙型肝炎比较常见,丁型肝炎的发生主要建立在已经患有乙肝的基础上,在我国丁型肝炎并不常见。各型病毒性肝炎临床表现相似,以疲乏、食欲减退、肝功能异常等为主。

(3)乙型肝炎:血液传播是乙型肝炎最主要的传播途径,血液中的乙肝病毒含量很高,微量的污染血进入人体就可造成感染,如输血、注射、手术、共用剃刀和牙刷、血液透析等均可传播。现已证实唾液、汗液、精液、阴道分泌物、乳汁等体液含有乙肝病毒,密切的生活接触、性接触也是导致乙肝病毒感染的可能途径。在我国,围生期传播或分娩过程是垂直传播的主要方式,婴幼儿是获得性乙肝病毒感染的最危险时期。丙型肝炎的传播途径与乙肝类似,同样,人类对丙肝病毒普遍易感。

(4)病毒性肝炎防治措施

1)患者和病毒携带者是病毒性肝炎的传染源。急性患者应隔离治疗,慢性患者和病毒携带者可根据病毒复制水平评估传染性大小。

2)所有孕妇都应进行乙型肝炎、艾滋病和梅毒常规检测,并在必要时接受治疗。

3)现症感染者不能从事食品加工、饮食服务、托幼保育等工作。

4)对献血员进行严格筛选,不合格者不得献血。

5)普及预防病毒性肝炎的卫生常识,甲型、戊型肝炎要把好"病从口入"关,保护好水源,严禁粪便和污物污染水源,不喝生水。

6)养成良好的个人卫生习惯,饭前便后要用肥皂和流动水洗手,食具经常消毒,并提倡分开使用。

7)接种疫苗。目前,甲型、乙型、戊型肝炎均有相应的疫苗可以接种,而丙型肝炎暂时没有可用的疫苗。所有新生儿都应该在出生时接种乙肝疫苗,随后再至少接种 2 剂次。

世界卫生组织推荐日常护肝守则:饮酒要适度,不空腹喝酒。用药严格遵医嘱,对于需要长期用药的患者,应定期检查肝功能。规律作息,按时就寝,保证充足睡眠。运动可以促进新陈代谢,减肥减脂,脂肪肝患者还应以低脂饮食为宜。

2. 流行性感冒

(1)流感特点:"善变"是流感病毒的最大特点,这也决定了它是"流行高手"。流行性感冒简称流感,是由流感病毒引起的一种急性呼吸道传染病。主要表现为急起高热、乏力、头痛、全身肌肉酸痛等中毒症状及咽痛、干咳等呼吸道症状。老年人以及患有各种慢性病或体质虚弱者,患流感后容易出现严重并发症,病死率较高。

流感传染性强,传播快,四季均可发生,一般是冬春季高发,会导致每年的流行。甲型流感病毒容易发生变异,因人类对其缺乏免疫能力,可引发世界性大流行。乙型流感以局部流行为主,丙型流感则为散发。

(2)流感的传播方式:流感患者和隐性感染者通过咳嗽和打喷嚏等方式导致传播,即主要通过飞沫经呼吸道传播。也可通过接触带流感病毒的物体,再接触自己的口鼻而导致感染。人群普遍易感,感染后获得对同型病毒免疫力,但持续时间不长,且各型及亚型之间无交叉免疫,可反复发病。

(3)流感的症状:轻症流感常与普通感冒表现相似,轻或中度发热,全身及呼吸道症状轻,2~3 天内自愈。

(4)流感的防治

1)在流感高发期,尽量不到人多拥挤的场所,如果必须去,尽量佩戴口罩。

2)保持良好的个人及环境卫生,用肥皂和流动水洗手,咳嗽或打喷嚏时用手帕、纸巾等掩住口鼻,避免飞沫污染他人,经常开窗通风,保持室内空气新鲜,必要时要对公共场所进行消毒。

3)适量运动、均衡饮食、充分休息、避免过度疲劳。

4)疫苗接种是预防流感的基本措施。在流感流行季节来临前,接种流感疫苗可以减少感染的机会或减轻流感症状。流感疫苗接种安全、有效。≥6月龄所有愿意接种疫苗且无禁忌证的人，每年9月份以后可自愿接种流感疫苗（图10-1）。

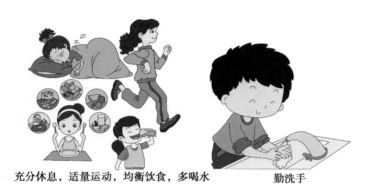

充分休息，适量运动，均衡饮食，多喝水　　　　勤洗手

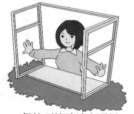
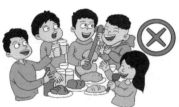

保持环境清洁和通风　　　　尽量减少在人群密集场所活动

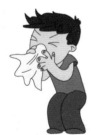
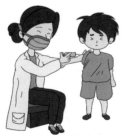

咳嗽或打喷嚏时，用纸巾　　　　及时接种疫苗

图10-1　流感的防治

郝　莉　　朱　冰　　陈树昶（杭州市疾病预防控制中心）

第三节　艾滋病的预防

1. 什么是艾滋病

在人类同疾病作艰苦斗争的过程中,一些传染病被控制,但一些新的传染病却相继出现。1980年5月8日第33届世界卫生大会上,世界卫生组织宣布:"全球已消灭了天花!"但仅在1年之后的1981年6月5日,美国却宣布:在美国东西海岸同时发现一种不明原因所致的获得性免疫缺陷综合征,简称艾滋病(AIDS),是一种由人类免疫缺陷病毒(艾滋病病毒,HIV)的反转录病毒感染后,因免疫系统受到破坏,导致免疫细胞和/或功能受损乃至缺陷,最终并发各种严重机会性感染和肿瘤的疾病。

2. 怎样会感染艾滋病病毒

艾滋病病毒感染者或艾滋病患者的血液、精液、阴道分泌物、唾液、泪液、骨髓、尿、母乳等体液,以及脑、皮肤、淋巴腺体、骨髓等器官组织内均存在艾滋病病毒,但一般感染源以血液、阴道分泌物、母乳等为主。艾滋病的本质是一种性传播感染,通过性传播途径感染艾滋病病毒。

(1)艾滋病病毒传播途径

1)发生无保护的性交行为,包括阴茎-阴道性交、肛交、口交等。

2)输入了被艾滋病病毒感染的血液或血制品使病毒直接进入体内引起感染。

3)使用未消毒的注射器。

4)共用吸毒针具。

5)在文身、穿耳孔、共用剃须刀时使用污染的器械刺破皮肤或黏膜而感染。

6)感染艾滋病病毒的母亲可以经胎(胎内感染)、产道感染及经母乳将病毒传播给婴儿,这种情况下的孩子绝大多数在 5 岁前死亡。

(2)一般日常生活接触不传播艾滋病病毒

1)在同一个教室上课。

2)使用各种公共交通工具的座位、扶手,办公室的办公用品,工厂车间的工具。

3)在影剧院、商场、游泳池等公共场所的接触。

4)礼节性亲吻、拥抱。

5)双方手部皮肤完好时的握手。

6)共用电话、茶杯、马桶垫、毛巾等。

7)蚊子等昆虫叮咬。

8)接触纸币、硬币、票证等(图 10-2)。

3. 艾滋病的危害

艾滋病患者健康状况会迅速恶化,承受巨大肉体和精神痛苦,直至死亡;另外,艾滋病病毒感染者容易受到社会的歧视,很难得到亲友的关心和照顾。社会上对艾滋病病毒感染者和艾滋病患者的种种歧视态度会殃及其家庭,他们的家庭成员也要背负沉重的心理负担。由此容易产生家庭不和,甚至导致家庭破裂。因为多数艾滋病病毒感染者和艾滋病患者是家庭经济的主要来源。当他们本身不能再工作,又需要支付高额的医药费时,其家庭经济状况会很快恶化。有的艾滋病患者家庭,结局是留下孤儿无人抚养,或留下父母无人养老。艾滋病病毒感染者多为年富力强的成年人,而这些成年人是社会的生产者、家庭的抚养者、国家的保卫者。艾滋病削弱了社会生产力,减缓了经济增长,社会的歧视和不公正待遇将许多艾滋病病毒感染者和艾滋病患者推向困境甚至绝境,造成社会的不安定因素,犯罪率升高,社会秩序和社会稳定遭到破坏。艾滋病使成千上万的儿童少年沦为"艾滋孤儿",忍受人们的歧视、失学、营养不良及过重的劳动负担。

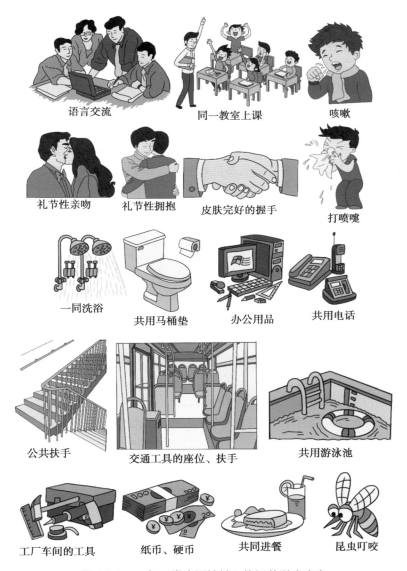

语言交流

同一教室上课

咳嗽

礼节性亲吻

礼节性拥抱

皮肤完好的握手

打喷嚏

一同洗浴

共用马桶垫

办公用品

共用电话

公共扶手

交通工具的座位、扶手

共用游泳池

工厂车间的工具

纸币、硬币

共同进餐

昆虫叮咬

图 10-2　一般日常生活接触不传播艾滋病病毒

4. 预防艾滋病的有效措施

(1)预防经性接触传播:安全性行为是预防艾滋病病毒经性途径传播的有效措施。发生性交行为时,一定要坚持正确使用安全套。

(2)预防经血液传播

1)远离毒品,抵制毒品;对于不幸染上毒瘾的人,要帮助他们戒除毒瘾,对于暂时无法戒除毒瘾的人,可采用美沙酮维持治疗和清洁针具交换的方法,改变共用注射器吸毒的行为,阻断艾滋病病毒的传播。

2)不接受未经艾滋病病毒抗体检测合格的血液、血制品和器官。

3)不使用未经严格消毒的注射器;大力推广使用一次性注射器等安全注射措施。

4)不到未经许可的医疗单位进行注射、拔牙、针灸和手术。

5)不用未经消毒的器具穿耳孔、文身、美容。

6)不与他人共用牙刷、剃须刀等。

(3)预防垂直传播:感染艾滋病病毒的妇女一旦妊娠,要在医生的指导下采取抗病毒药物干预及剖宫产分娩等措施;产后要避免对新生儿母乳喂养。

5. 开展健康教育预防艾滋病

(1)利用健康教育课开展预防艾滋病教育:各级、各类学校可以利用健康教育课对学生进行预防艾滋病的教育。这是目前国内普遍采用的健康教育的传播方式,可采用课堂讲述、讨论、头脑风暴、角色扮演、示范、案例分析等教学方法。

(2)开展专题讲座或报告会传播预防艾滋病知识:目前,大多数学生对艾滋病相关知识的了解主要来源于新闻媒介,存在一定的片面性,科普知识的教育相对而言有所欠缺。由专家开展专题讲座具有权威性,不失为一种课堂教学之外的补充教育形式。

(3)利用多媒体科普预防艾滋病知识:多媒体宣传是一种有效的教育手段。多媒体信息容量大,可通过文字、图表、动画、音像等多种形式传递教学信息,易于被学生理解和接受。学校可以充分利用互联网作为开展健康教育的载体,通过 QQ 群、微信、手机 APP 等网络工具,向学生传播艾滋病预防知识。除此以外,还可利用学校广播、校报、宣传栏、宣传手册等途径来进行宣传。

(4)开展同伴教育了解预防艾滋病知识:同伴教育是指具有相同背景,或由于某种原因使具有共同语言的人在一起分享信息、观念或行为技能,以实现教育目标的教育方法。在发达国家该方法已被广泛地运用于预防艾滋病、性传播感染及安全性行为教育领域,并产生了很好的效果。这种教育方式让相同年龄、性别、背景、爱好的青少年相互交流,其教育方法活泼、生动、有趣,而以同伴的身份做宣传,容易得到接纳和共鸣,比传统教育方式更易接受。同伴教育在学校健康教育工作中也越来越重要。

(5)利用其他形式科普预防艾滋病知识

1)可利用电视、广播、报刊以及互联网等大众传播媒介广泛传播健康知识。

2)可利用社会公益广告、科普专栏等途径传播卫生知识。

3)开展社区健康教育活动。通过参与社区健康教育活动,使学生主动学习相关知识并在向他人的传播过程中提高自己的认识,树立正确的态度。

4)参加世界艾滋病日国际禁毒日活动,如发宣传手册、广场活动、出板报、放录像以及开展艾滋病征文活动和知识竞赛等。

郝　莉　朱　冰　陈树昶(杭州市疾病预防控制中心)

第四节　预防接种

1. 疫苗种类

在我国,儿童需要接种的疫苗分为两部分:免疫规划疫苗和非免疫规划疫苗。免疫规划疫苗是指居民应当按照政府的规定接种的免费疫苗;非免疫规划疫苗是指居民自愿接种的其他疫苗。

在婴幼儿阶段和学龄前期孩子们完成了很多预防接种。那么，上了小学、中学，还有需要接种的疫苗吗？答案是肯定的。必须接种的疫苗和可以选择的疫苗都有，但是并不多，也不会给学生和父母带来很多负担。

2. 6~18 岁免疫规划疫苗

6 岁：麻腮风减毒活疫苗、白破疫苗。

小学四年级（部分省份是 6 岁）：流脑 A+C 多糖疫苗。

初中一年级：乙肝疫苗加强。

初中三年级：白破疫苗。

这部分疫苗没有特殊情况是必须接种的，在升学的时候学校会检查孩子的预防接种登记本，没有完成的疫苗需要补打。

提醒大家，预防接种本是非常重要的资料，一定要长期妥善保管。孩子升小学、中学甚至出国留学都需要这本接种记录。

3. 6~18 岁非免疫规划疫苗

（1）流感疫苗：流感是由流感病毒引起的呼吸道传染病，传染性很强，主要通过呼吸道飞沫传播，冬春季是流感高发季节。儿童和老年人患流感容易出现肺炎等并发症而危及生命。每年全球有数十万人死于流感相关疾病，所以防范流感不能掉以轻心。中小学生因为接触的人多，教室里人口密度大，所以学校很容易暴发流感，接种流感疫苗非常有必要。

因为每年流感流行的病毒株不完全一样，所以流感疫苗的成分也略有不同，另外流感疫苗接种后产生的抗体只能维持数月，所以需要每年接种一剂流感疫苗。

每年 9—11 月是接种流感疫苗的最佳时机，一般接种后需要 2 周左右才能产生抗体，所以需要父母安排好时间，在流感高峰季到来之前给孩子接种疫苗。

流感疫苗有很多种类，比如根据疫苗包括几种流感病毒血清型，分为三价流感疫苗、四价流感疫苗;根据年龄可分为儿童流感疫苗和成人流感疫苗,3 岁及以上儿童需要接种成人流感疫苗;另外流感疫苗有肌内注射的,也有鼻喷的。如果有的孩子非常害怕打针,可以选择鼻喷流感病毒减毒活疫苗,预防效果是很好的。鼻喷流感疫苗适用于 3~17 岁的儿童。

(2)HPV 疫苗(宫颈癌疫苗):宫颈癌是严重威胁女性生殖健康的恶性肿瘤,其发病率和死亡率都在我国女性生殖系统恶性肿瘤中排名第一。宫颈癌是唯一病因明确的恶性肿瘤,这个病因就是高危型人乳头瘤病毒(HPV)持续感染女性生殖道。HPV 疫苗就是通过预防这一病毒感染从而达到预防宫颈癌的目的。

目前中国市场有四款 HPV 疫苗(包括国产和进口)。

二价 HPV 疫苗:适用于 9~45 岁女性,接种程序 0-1-6 月共 3 针。

四价 HPV 疫苗:适用于 9~45 岁女性,接种程序 0-2-6 月共 3 针。

九价 HPV 疫苗:适用于 9~45 岁女性,接种程序 0-2-6 月共 3 针。

建议符合年龄条件的女孩尽早接种 HPV 疫苗。有性生活之前接种 HPV 疫苗预防效果更好。

未来也会让男性接种 HPV 疫苗,保护男性减少肛门癌、阴茎癌、喉癌和生殖器疣等疾病的发生,同时防止病毒传染女伴。随着疫苗研发技术的进步,相信不久的将来会有更多的 HPV 疫苗可以使用,比如 11 价、14 价 HPV 疫苗都在研发当中。

(3)23 价肺炎球菌疫苗:如果 6 岁以前没有接种过任何肺炎疫苗,可以考虑 6 岁以后接种 1 剂 23 价肺炎球菌疫苗。尤其是体质比较弱,反复呼吸道感染或有哮喘等慢性疾病者更需要接种肺炎疫苗。

(4)水痘疫苗:水痘疫苗一共需要接种 2 剂,大部分孩子在 1 岁和 4 岁时接种完成,这样一生就不需要再接种水痘疫苗了。如果没有完成 2 剂,可以在 6~18 岁补齐。2 剂间隔至少 3 个月。

(5)流脑 ACYW 多糖疫苗:小学阶段有一针必须接种的流脑 A+C 多糖疫苗,由于现在流脑流行的型别较以前有一些改变,所以 A+C 型疫苗已经不能很好地预防流行性脑膜炎了,建议用四价的流脑 ACYW 多糖疫苗代替,为孩子提供更全面的保护。

准备出国读书的留学生,如果学校提供的表格要求接种流脑疫苗,可以选择这个 ACYW 多糖疫苗。未来几年流脑疫苗会有进一步更新,比如用流脑 ACYW 结合疫苗代替现在的多糖疫苗,免疫效果会更好;用 ABCYW 五价流脑疫苗代替现在的 ACYW 四价疫苗,保护范围更广。

(6)乙肝疫苗:大部分人打完乙肝疫苗后体内会产生抗体,化验乙肝表面抗体(HBsAb)阳性,一般抗体会持续 10 多年。但有少数人接种完 3 针后体内并没有产生抗体,化验提示乙肝表面抗体阴性,这种情况下可以考虑重新接种乙肝疫苗,按照 0-1-6 月接种 3 剂。

4. 预防接种可能出现的不良反应及处理

(1)常见的全身不良反应包括发热、头痛、疲乏、肌肉疼痛、关节疼痛、腹泻、困倦等,这些症状一般不需要特殊处理,休息一两天就可以缓解。如果发热超过 38℃,或伴有头痛、浑身酸痛等,可以考虑服用解热镇痛药缓解症状,推荐的成分是对乙酰氨基酚或布洛芬,这两种成分对儿童是安全的。如果发热超过 24 小时建议看医生,同时通知接种单位。

(2)常见的局部反应是接种部位红肿、疼痛、硬结等,一般不需要处理,2~3 天可以自行缓解。

(3)如果接种数小时内出现皮疹伴瘙痒、眼睑水肿、嘴唇肿胀、喉头发紧、呼吸困难等症状,需要马上接受医疗救治,不能耽搁时间(图 10-3)。

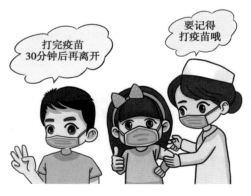

图 10-3　疫苗接种

5. 出现什么情况不能接种疫苗

（1）对疫苗的某种成分过敏，或既往接种同类疫苗出现过敏反应者，不建议接种。

（2）患有脑病、未控制的癫痫或其他严重神经系统疾病者，不建议接种。

（3）患有急性疾病、慢性病急性发作或发热者，建议暂缓接种。

6. 接种疫苗的注意事项

（1）接种前：与接种门诊约好时间；给孩子穿宽松易穿脱的衣服；确保孩子没有发热、过敏等情况。如果碰巧孩子出现感冒、腹泻、过敏等情况，建议延期接种。

（2）接种时：如实告知医生孩子的健康情况，监护人签知情同意书。如果父母不能陪伴孩子去接种，而是由祖父母或阿姨等陪同，建议携带监护人签名的委托书。

（3）接种后：①留观 30 分钟，因为极少见的一种情况是接种疫苗后出现速发的过敏反应，这种情况非常危急，如果第一时间不能得到及时的救治可能致命，所以所有的疫苗接种后都需要留观 30 分钟。②接种后当天不要剧烈运动，多休息，多喝水，不要泡澡，不要游泳，接种次日如果没有任何不适，就可以恢复正常生活了。③多观察注射局部和全身是否有不良反应，必要时联系接种门诊。

孟晓萍（北京港澳国际医务诊所）